井上眼科病院の実践から学ぶ
ユニバーサルデザイン

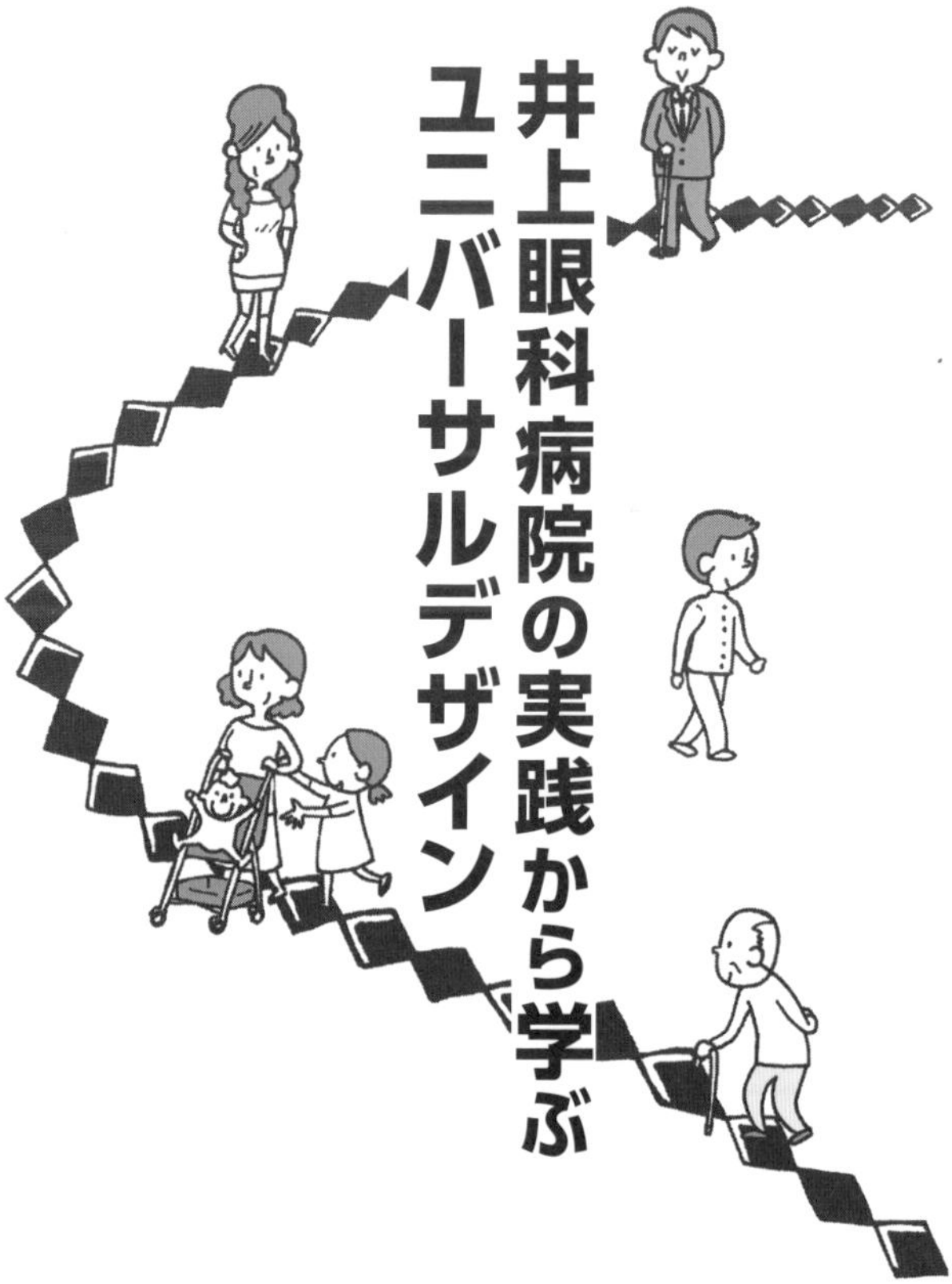

井上賢治・桑波田謙・間瀬樹省 著

中央法規

はじめに

井上眼科病院 院長　井上賢治

本書は、眼科の専門病院である井上眼科病院及びお茶の水・井上眼科クリニックが実践している院内のユニバーサルデザイン（以下ＵＤ）について書いた本です。

医療や介護の現場で見えづらさを抱える利用者に関わる方、施設の設計や運営に携わる方、そしてご本人やご家族に向けて、私たちが眼科病院の院内で実践しているしくみや工夫を具体的に紹介していきます。

著者は眼科医である私と、クリニックの設計・建築を担ったインテリアデザイナーの桑波田謙氏、建築家の間瀬樹省氏の３名です。私たちがそれぞれの立場でこのクリニックの開設に関わった経験をもとに、ＵＤ的なマインドや実践のヒントについて書いています。

当院は創立１３３年になります。御茶ノ水に点在していた外来部門を集約して、２００６年に御茶ノ水駅前のテナントビルの19・20階に移転し、新しく「お茶の水・井上眼科クリニック」を開設しました。それ以前の外来は患者増加を要因として、空間の広さやデザイン、利便性そして安全性にも問題を抱えていました。

新クリニックを開設するにあたり「見えづらさを抱えた患者さまの安心と安全を第一に考えよう」という「患者さま第一主義」の理念のもと、患者さんに配慮したデザインや工夫を各所に取り入れていきました。

さらに私たちは開設から現在に至るまで、患者さんにとってより使いやすく快適な空間作りを目指し、おそらく終わることのない試行錯誤を今も続けています。

日本の社会は世界でも類を見ないほどのスピードで高齢化しています。それにより、加齢にともなう目の見えづらさを抱えた人は当然増えていきます。

当院にはUDに興味をもってくださった医療従事者や建築関係者、福祉関係者がたくさん見学にいらっしゃいます。その方々とお話ししながら、高齢社会の問題が日々顕在化する中、UDへの関心も高まっていることを実感しています。本書では、見学に来てくださった方々からいただいたご質問やご意見もふまえ、私たちの実践と、その考え方を詳しく伝えていきたいと思います。

眼科専門病院から発信する院内のデザインや調査のノウハウを、本書を手に取ってくださった読者の皆様が取り入れ、新たな形で応用することで、UDのマインドが社会の中に広がって行くことを願っています。

目次

第3章 見えづらい人のためのインテリア・空間の工夫　55

第1章

「UD」で現場が変わるの？
「UD」って本当にできるの？

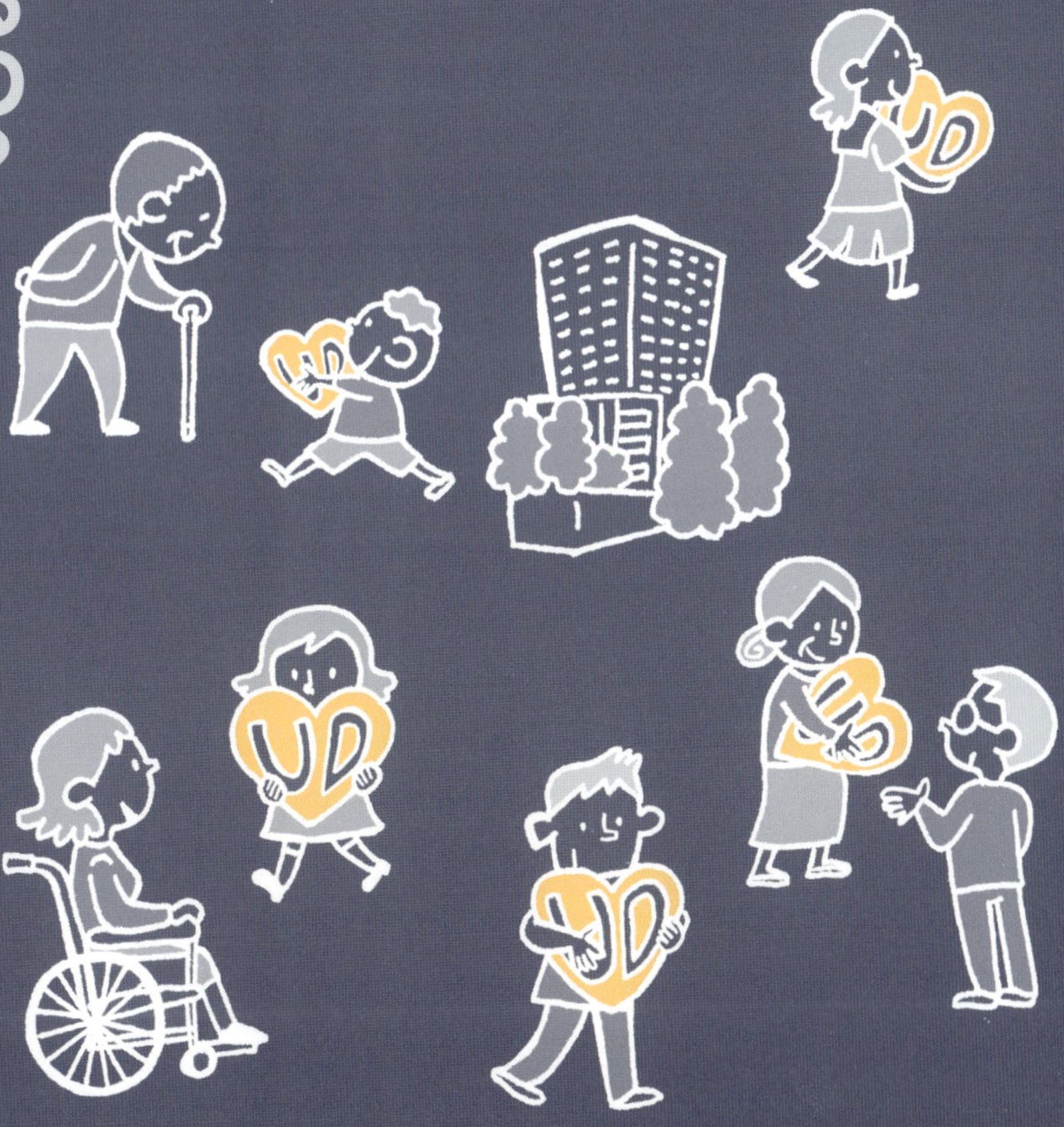

UDって何だろう

「患者さま第一主義」を貫いて実現した環境がUDだった。

井上眼科病院 院長　井上賢治

ユニバーサルデザイン（以下UD）という言葉、目にふれ耳にしたこともあるかもしれません。読者の皆様はどんなイメージをもっているでしょうか？

実は、院内の改革を行うまで、私はUDの意味をよく知らなかったのです。当院の設計にあたり、本書の共著者で

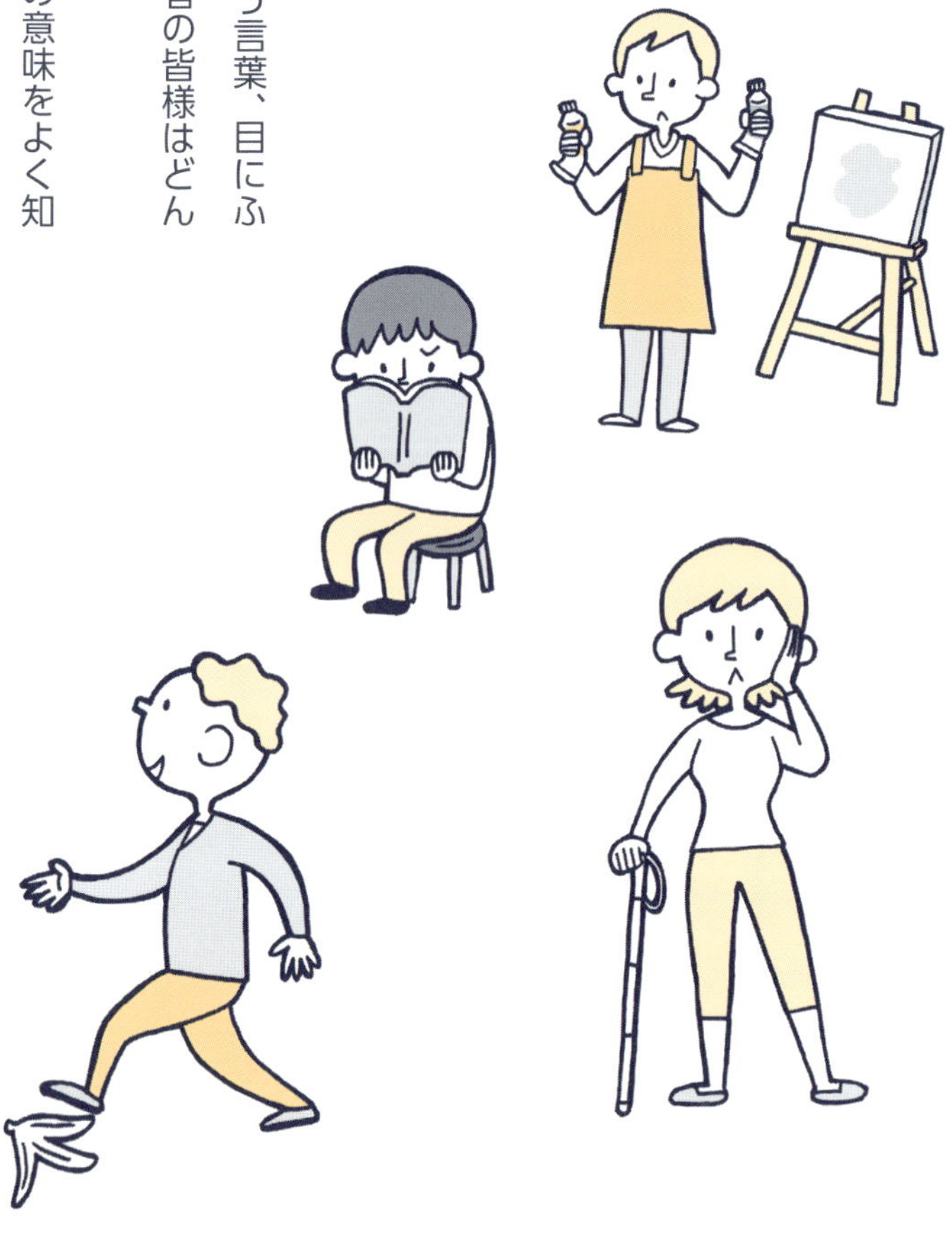

ある間瀬樹省氏、桑波田謙氏と出会って初めてUDの考え方に出会いました。すると、私たちの理念である「患者さま第一主義」と、UDの原則（公平でわかりやすく、シンプル、安全で負担が少ない）の考え方がピッタリと一致したのです。

アメリカの建築家、故ロナルド・メイス氏を中心としたメンバーにより1997年に提唱された『ユニバーサルデザインの原則』、ご覧になった方もいるでしょう。次のページでは、UDの考え方を院内デザインに実践し続けている私たちが大切なマインドだと思うこと、そして、実際に身の回りを改善したいと思う時に応用しやすい考え方についてまとめてみました。

その後、当院を見学してくださる皆様から寄せられることの多い「実際にUDにするとどうなるの？」という疑問に、Q&Aの形でお答えしていきたいと思います。これでまずは、皆様に「UDってどんなことなのか」についてのイメージをもっていただけたらと思います。

【ユニバーサルデザインの原則】

1　公平な利用
2　利用における柔軟性
3　単純で直感的な利用
4　認知できる情報
5　失敗に対する寛大さ
6　少ない身体的な努力
7　接近や利用のための
　　サイズと空間

自らも車いすで生活していたアメリカの建築家、故ロナルド・メイス氏らが提唱した「ユニバーサルデザインの原則」。今を生きるさまざまな人間のだれに対しても公平に対応できる社会をデザインしようと提唱しています。

UDを実践する時
知っておきたいこと

いろいろな人がみんな公平に使える

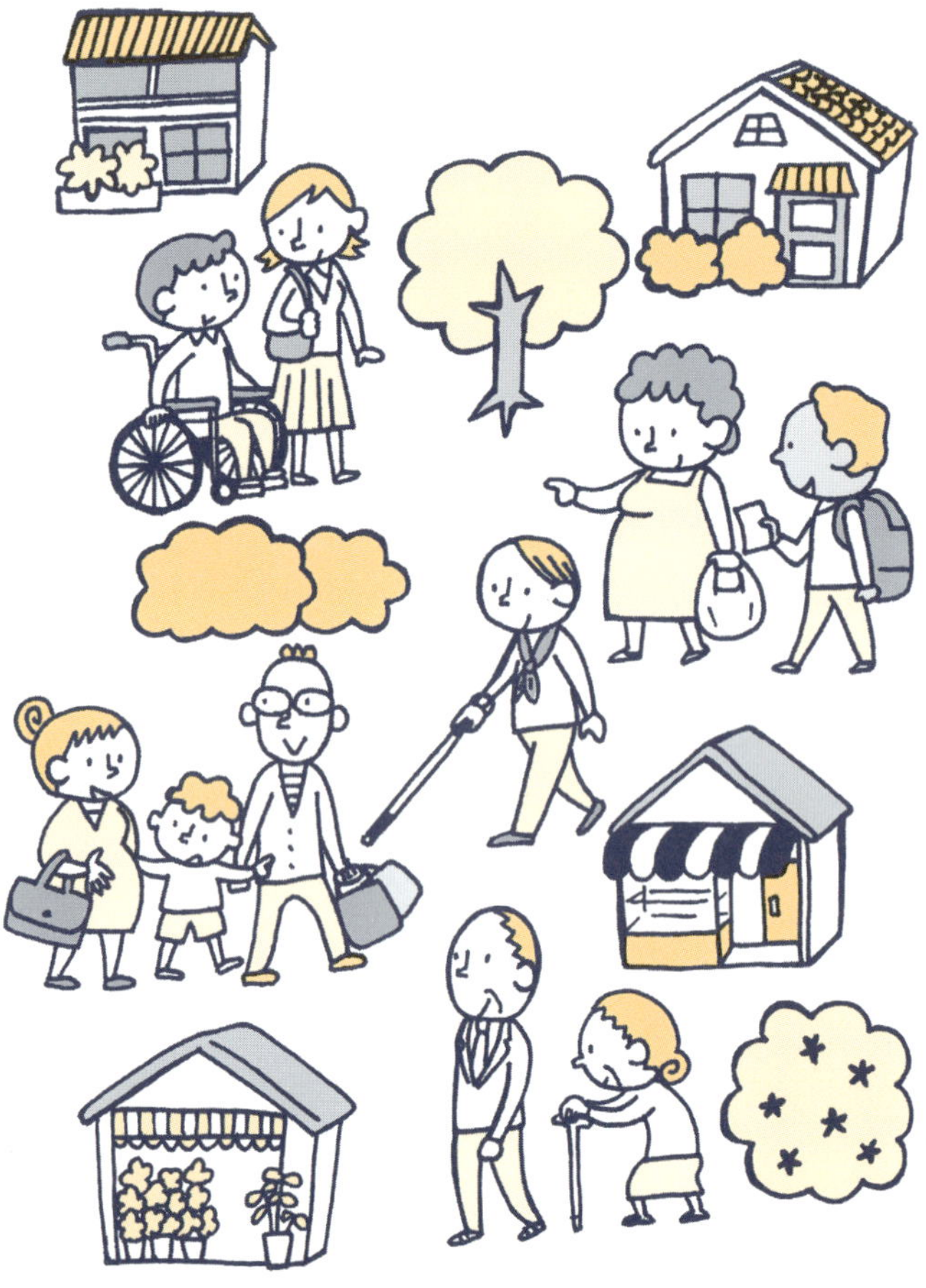

それって、どんな社会だろう？

UD実践のための３つのチェックポイント

□　使える人が増えているか

□　使いづらくなっている人がいないか

□　不自然なデザインになっていないか

今、私たちの社会では、異なる世代やさまざまな状況の人々が街の中で一緒に暮らしています。

UDは、このような「多様な人々も公平に参加でき、一緒に過ごせる社会を作ろう」とする考え方の表現（デザイン）です。

この考え方でデザインすると、特別なものや手順が不要で、だれでも使いやすい「モノ」や「しくみ」の工夫が生みだすことができます。

考え方を知るだけではなく、実際に「モノ」や「しくみ」のデザインを実践してみたい時には、上の3つのポイントを意識してみてはいかがでしょう。

これらの視点で、身近なモノやサービスを再検討・再構成してみましょう。

使いやすい人が増え、さらに、自分が歳をとっても変わらず使いやすい環境づくりのヒントが見つかるはずです。

Q

バリアフリーとUDはどう違うのですか?

A

障がいをもつ人の困難に個別に対応するのがバリアフリーの考え方。障がいの有無、年齢、立場などに関わりなく多様な人々がみな快適に感じることを追求するのがUDです。

多様性をデザインに生かす

私たちが、院内を整備する際に取り入れたコンセプトは、バリアフリーではなく、UDです。

バリアフリーは障がいのある方が社会生活をして行く上で、障がいとなる「バリア」をなくすという意味。このため、どのような障がいであるかにより、個別に対応を考えていきます。

例えば車いすの方に対して段差などの物理的障壁を取り払うといったことが挙げられます。

一方のUDは固有の「バリア」に対処する考え方ではなく、障がいの有無や年齢、性別、人種などに関わらず、多様な人が利用しやすいことを意識してデザインする考え方です。

公正な配慮をさりげなく

当院は、眼に問題を抱える高齢者の方が多く来院する場所です。

そういった方々がもっている困難の特性を調査し、それに対応できるようにさまざまな工夫をこらしています。

しかしその際に、院内を視覚障害者専用や高齢者の空間にするという発想はしていません。目の見えづらい方も高齢者もお子さんも、そして一般の人もみんなに使いやすい「公平性」を追求しています。

障がいのある方や患者さんが、「自分は特別視されている」とか「特別な支援が必要な人である」と意識しないですむ、さりげなさ、そして空間の美しさを大切にしました。

Q

UDはどこから始めればいいですか？だれでもできますか？

A

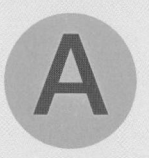

より多くの人が
よりカンタンに使えるようになったら、
それがUD。
これならだれでもいつでも
実現可能です。

実証済みUDを、読者へのヒントに

私たちの病院を訪れた多くの見学者の方から「うちでもできますか?」という質問を受けます。もちろん各施設により規模の差や制約がありますから、全く同じデザインにはならないでしょう。

しかし、各場所への配慮や考え方を参考に、その施設の条件と照らしてアレンジできることは多いと思っています。さらに、福祉施設などで目が見えづらい方に配慮した環境設定をしたい場合にも、具体的なヒントがあるでしょう。UDの考え方を意識しながら環境を見直せば、空間作りだけでなく、ほかの障がいを抱える方への身近な道具の工夫や、ケアのヒントにもつながるでしょう。

この病院で価値が実証されている本書第3、4章のデザインや調査手法などは、ぜひ各現場で応用・活用していただきたいと願っています。

共鳴と想像が出発点

当院を受診する患者さんに私たちが独自に依頼・調査させていただき、その結果からここの患者さん専用に個別的に工夫している部分もあります。

ただし、どの施設や病院でも、まず「利用者の意見・ニーズを取り入れる」ことの大切さは普遍的です。

特定の建築資材や設備機器を採用したからといって、利用者のためのUD空間が完成するということではありませんし、「UD」という名称の特別なデザインがあるわけでもありません。

「デザイン」というと何か大変に思えるかもしれません。でも、まずは、そこに来る利用者さんの立場に立って、院内・施設内・家庭内の各場所について「使いやすいかな?」「不自由はないかな?」と想像してみましょう。そこから、UDが少しずつ現実のものとして立ち上がってくるのだと思います。

Q

UDって
お金がかかりませんか？
メリットはありますか？

A

少しは余計にかかります。
調査にも時間や労力が必要。
でも、調査を通じ利用者さんを理解でき、
スタッフの意識も高まって、
コスト以上の価値を生み出すと思います。

調査のための時間や労力にコストは必要

ＵＤのコストについて、私は「少しはかかるがそれほど特別ではない」と考えています。

例えば第3章にあるこの病院の床材は、視覚障がい者用点字ブロックではなく、より安価な一般床材を工夫して使用し、だれでも歩きやすくデザインしました。できるだけ障がい者専用品を使わないのがＵＤではないでしょうか。一般市販品を工夫して使用すれば、結果として、むしろ、安くすむこともあります。

最も大切で、しかも時間と労力とコストがかかるのは、その施設の利用者さんにとって使いやすいものを作るために、本気で調査する部分です。

私たちの場合、当初は調査の専門家から指導を受け、次第にスタッフ自身が患者さんの調査をできるようになりましたが、調査結果から方針を考えることは、確かに時間的・人的なコストがかかります。

院内環境と職員の意識を少しずつ持ち上げる

スタッフ自身が調査をしたり、院内改善に主体的に関わることで、日常業務でも自然に患者さんの声を聞き、気配りをする習慣がつきました。

その結果、患者さんにとって真にわかりやすいデザインに近づき、患者さんは人に頼らなくても的確に行動ができるようになり、自立度・満足度が向上します。

さらに、患者さんが院内を一人で移動できるようになると、スタッフは本来の専門業務に専念でき、ゆとりある対応と質の高い医療を提供できます。

治療そのものが第1目的である医療機関に限れば、院内の快適さ自体は2次的な価値です。しかし、医療や福祉において、スタッフの質や主体性は得がたい大きな価値です。ＵＤのメリットは、このような院内マインドに与えるプラスの影響。

私は、コスト以上に大きな利益があると思います。

Q

設計やインテリア以外の方法でできるUDはありますか?

A

医療と福祉を
ひとすじにつなぐ情報提供により、
患者さんの今ある能力を生活の中で生かす。
院内環境と、情報提供の両方で、
ご本人に勇気と自信を与えることもUDです。

UDを持ち帰る、情報提供システム

眼科を受診する患者さんの中には、今後目の機能回復の見込みが少ないと診断された方や、目が見えづらいことで絶望や大きな不安を抱えながら通院している方も少なくありません。

私たち医療者の使命は、治療が難しい状態の方であっても、その方を「希望」につなげることです。

そのためには、患者さんが現在もっているさまざまな能力を最大限に生かして暮らしていくというUDの視点が院内に不可欠なのです。

この具体的な部門として、医療と福祉の情報をひとつながりとして提供する『ロービジョン外来』や『目の相談室』などがあります。

わかりやすい支援と情報提供のしくみ。これらのソフト面のサービスもUDであり、当院の使命の1つと捉えています。

能力を生かし「希望」を与える部門

『ロービジョン外来』では、目の機能の評価や補助具の選定、身体障害者手帳の申請、復職を支援する活動やカウンセリングも行います。

『目の相談室』では症状に応じた補助具の選定、さらに心理的な支援が必要な場合は看護師が対応するなど、さまざまなタイプのサポートを用意しています。

これらは、医療においては残念ながら不採算部門です。しかし、困難に直面した患者さんが、「今ある能力を最大限に生かし、前向きに生活を送ろう」と考えられるようにするための「希望のツール」として院内に必要な機能です。

「前向きさを引き出すサポート」と「快適で安全な空間」の2つは、困難を抱えた患者さんを元気づけるために大切な当院のUDの両輪となっているのです。

身だしなみとファッション

目の見えづらい方と一緒の空間で、ともに自然に生活する。それを可能にするのはまずは「知ること」。見えづらい状況のもとで、どんなふうに暮らしているのかを知っていれば、自然と気遣いできるもの。ロービジョンの方々の1日の暮らしの場面と工夫を、各章末で少し見ていきましょう。

朝はだれでも身だしなみから始まりますね。洗顔し、歯をみがき、髪を整えます。この時、洗面所がスッキリと使いやすく整い、歯ブラシや石けんが定位置に必ず置いてあることが大切です。忙しい朝に、時間短縮ができます！

整髪やお化粧は、視力があればルーペ等を使うこともできます。化粧水やファンデーションなどは、一度手にとりのばして

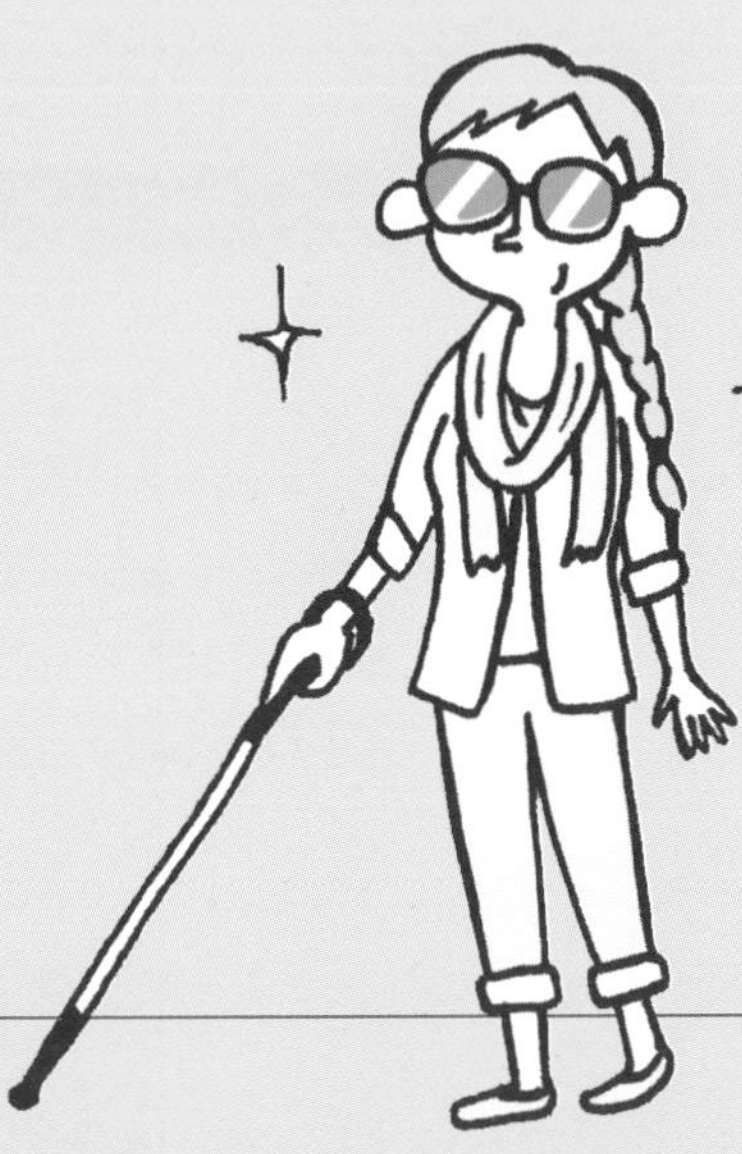

から顔全体に塗るのがムラなく仕上げるコツ。眉やアイメイク等のスキルアップをしたいなら、専門家が教える見えづらい方のためのメイクアップ講座もあります。

ファッションを自分らしくすることは大切！　見えづらい方の場合、清潔できちんとしていると、外出中困った時などに他の人が声をかけやすくなる傾向があるので、違う意味でもさらに重要ですね。

服の裏表や前後はタグの位置で判断できます。デザインも触ればある程度わかります。色が識別しにくい時は、周囲の人に確認してもらったり、撮影すると音声で色を読み上げるスマートフォンアプリを使うこともできます。

上下組み合わせでの購入は絶対安心コーディネート！　実は、数組買って着回している人もいます。

白い杖の使い方

身支度ができたら、さあ街に出ましょう！　「白い杖」を使うかどうかは、人によります。「白杖（はくじょう）」は、目の見えづらい方が前方の路面を触って確認するための道具。太さ直径約2㎝・長さ1～1・4ｍが一般的で、折りたたみタイプもあります。

多くの人がいる場所では、みな入り乱れ早足で歩いています。そんな中、前方路面を確認するだけでなく、周囲に「視覚に困難を抱えています」と知らせることで、お互い安全に歩行できる場合も多くあります。このように安全確保のためにシンボルとして持つだけの人もいます。

なぜなら、「視覚に困難を抱える」といっても、全く見えな

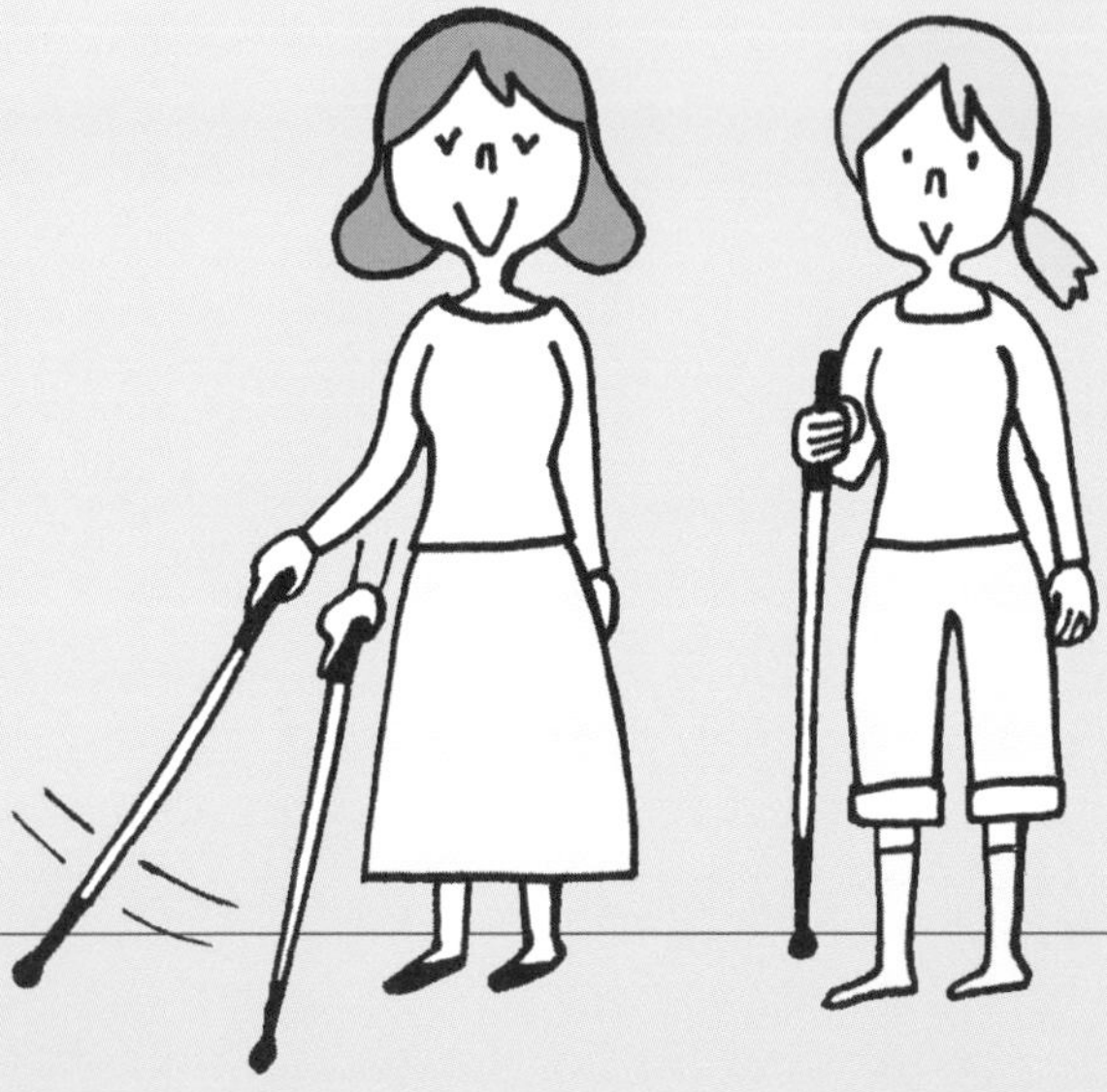

い、視力が弱い、視野が狭いなどその状況はいろいろだからです。視野が狭い方の中には、手に持った地図の文字は立ち止まって確認できるけれど、歩く時には白杖が必要という場合も。いつもは折りたたみ式のものを鞄にしまって外出し必要に応じて取り出す人、白杖は持たないという人もいます。白杖の役割や意味もいろいろです。

白杖を持つ人がいつも手助けを必要としているとは限りません。でも、何か困っていないか、周囲に危険がないかをさりげなく気配りするといいですね。

さりげなくといっても、無言で背中を押したり、急に腕をつかんだりされると、本人はコワいのです！　様子を見てまず一言かけ、その人の意向を尊重し、必要に応じたお手伝いの提案をしてみましょう。

おカネと会計のはなし

お買いものに行ってみましょう。ショッピングや支払いは、みんなの暮らしに欠かせません。中でも「お金を見分ける」ことは、ロービジョンの方にとっては切実な問題です。お金の識別のため、識別マークを利用したり、お札の畳み方や財布へのしまい方を独自に工夫しています。

2006年6月には、お札の左下にあるホログラムの形を変えて、同じ大きさの1万円札と区別しやすくなった新5千円札が発行されました。お札のUDも進化しています。

レジなど支払いの時には、だれでも急かされると焦ります。お金のやりとりをする時は、金額をゆっくり声に出して、しっかり種類別に手渡すと、その後の分類もちょっとラクチンです。

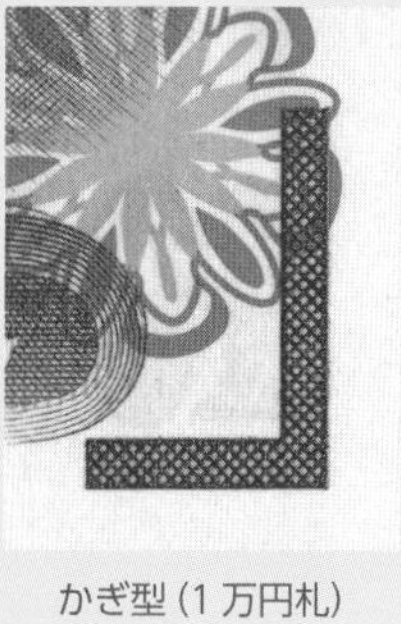

かぎ型（1 万円札）

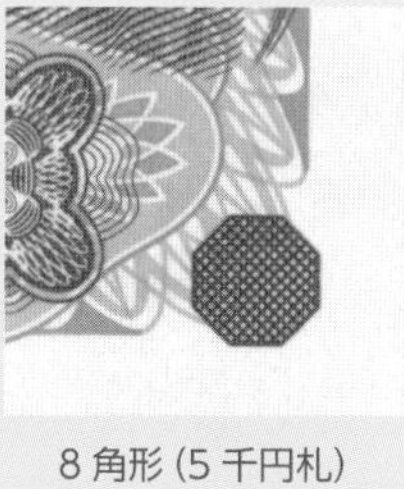

8 角形（5 千円札）

横棒（千円札）

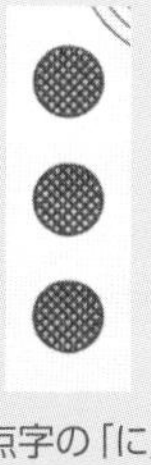

点字の「に」
（2 千円札）

お札の識別マーク。
それぞれのお札ごとに、特徴ある形でざらつきをもたせた印刷が施されています。

第2章

「見えづらい」ってどんなこと?
「見え方」がいろいろだと知ろう

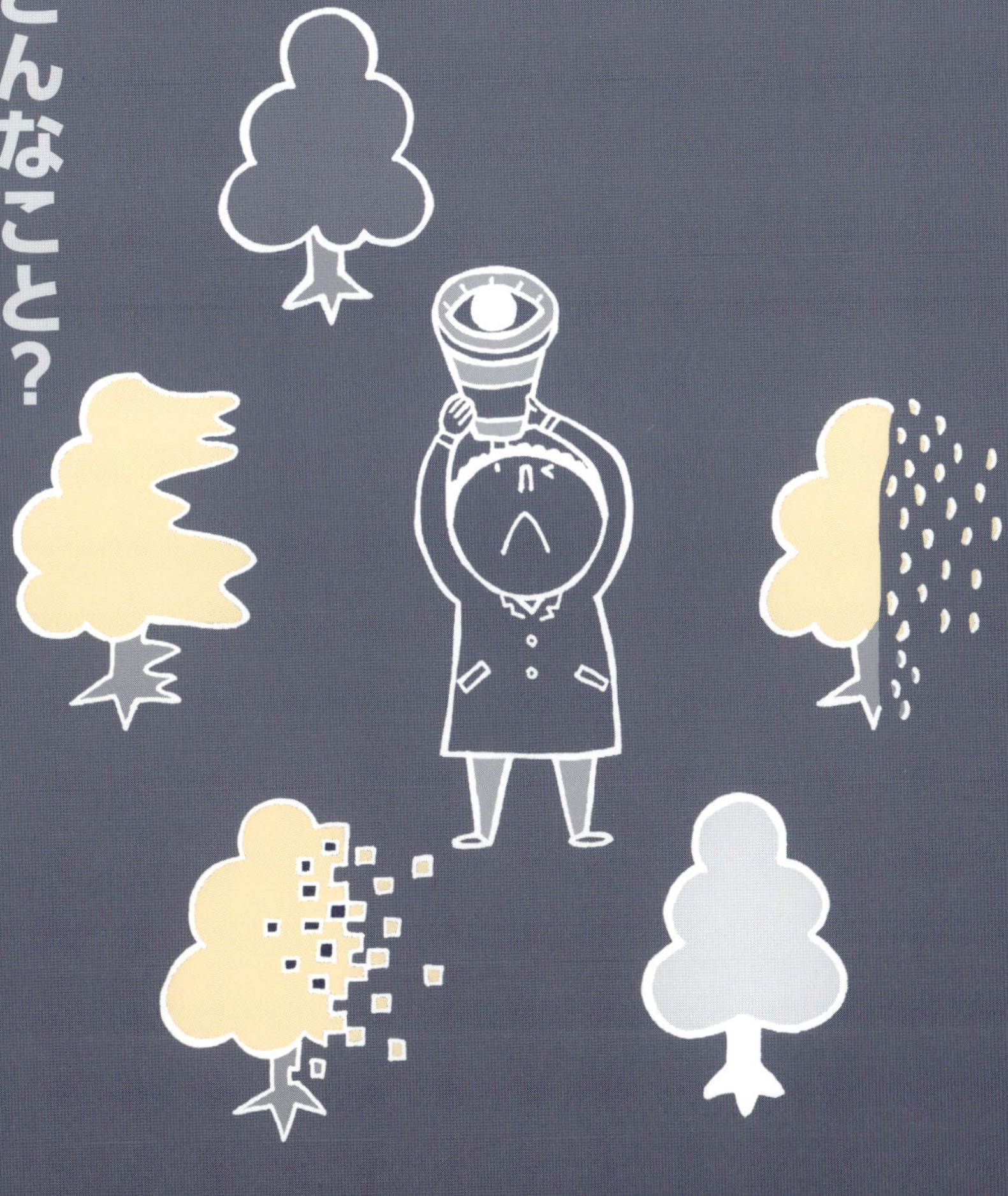

見え方を知る

症状も抱える困難もさまざま。まず「見えづらさ」について知ろう。

井上眼科病院　院長　井上賢治

第2章では、お茶の水・井上眼科クリニックで行った眼科のユニバーサルデザイン（UD）を考える前提として、「見えづらさ」をとりまく状況とUDとの関係について、まず考えてみましょう。さらに、見えづらいとはどういう状態で、どんな困難が生じるのかについて、眼科医の立場から皆さんにお伝えしたいと思います。

私は眼科の専門病院の責任者として、また一人の眼科医として毎日、眼の疾患や困難を抱えて来院する患者さんと接しています。

眼科を受診する方で眼の不具合を訴える方の中には、短期間の治療や手術、眼鏡、コンタクトレンズなどを使って問題を改善できる方もいます。

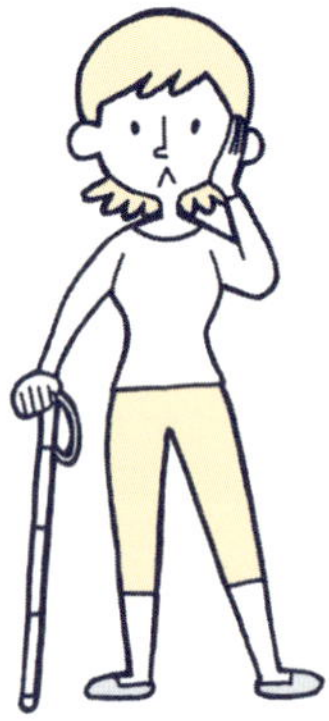

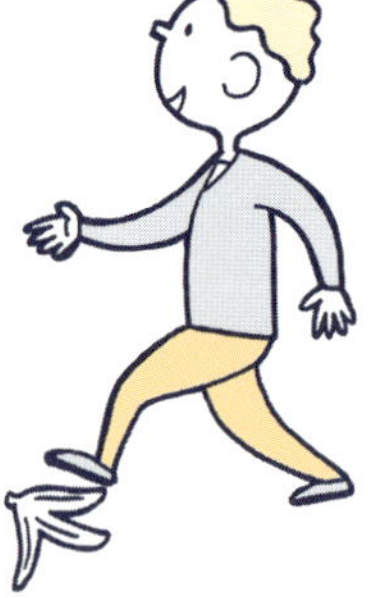

しかしその一方で、加齢に伴う眼の機能低下や慢性的な眼の病気、あるいは進行する病気により、次第に見えづらくなるという不安や困難を日々抱えながら生活している方も、少なくありません。

当院を受診する患者さんのうち、約70％が50歳以上の方々。加齢による眼の疾患で見えづらくなった方が大半なのです。高齢社会が進行すると「よく見えないまま日常生活を送る」という状態の方が、今後社会にあふれることが予想されます。しかし、加齢による眼の機能低下の場合、白杖をもたないことが多いので、その方が本当はどのような状態なのか、周りの人が気づくことも難しいのです。しかも、「見えづらさ」の状況や程度、生活上の困難は人によりさまざまで、もし気づいても他人には実感しづらいものです。

私たちが院内で取り組み、これから本書で紹介していく「見えづらさ」に関するさまざまな環境整備は、実は眼科病院やクリニックだけのものではないと、私は日々感じています。

病院、施設、ご家庭で、高齢者の方と接する機会のある方、サービス業でいろいろな接客をする方は「見えづらさ」について関心をもって欲しいと思います。見えづらい方がなにに困っているのか、どんな支援を必要としているのかを想像し、生活の場面でさりげなくお手伝いをしてあげてください。

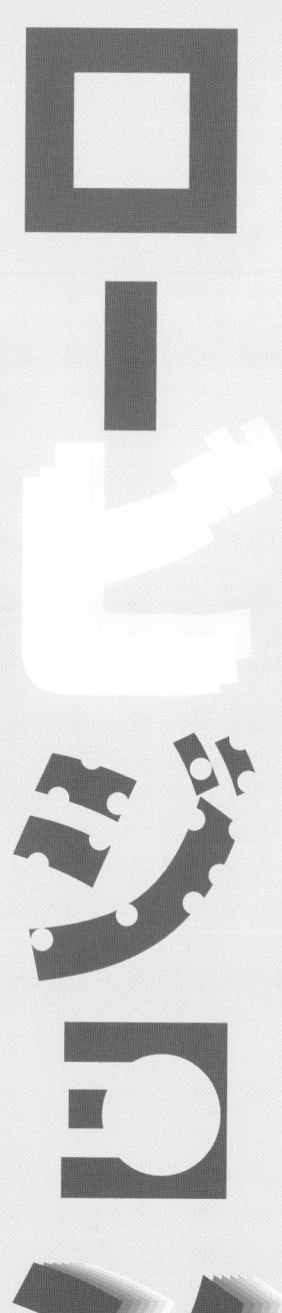

ロービジョン

眼鏡をつけても視力が
0.05～0.3 未満
（WHOの定義）

「見えづらさ」のために日常生活に支障をきたしている人は国内に163万7000人いると推計されます

「見えづらさ」は視力が下がることばかりではありません。視野の一部が欠けたり、ぼやけたりすることもさします。眼鏡をかけても視力が十分に上がらず、「見えづらさ」によって生活上に困難が生じる状態を、眼科ではロービジョン（低視力）という言葉で表現しています。

調査によると、日本にいるロービジョンの方は約144万9000人、視力が0・1以下の「失明者」が約18万8000人で、計約163万7000人とされています。そしてロービジョンの方の見え方はさまざまです。次のページからは見え方の特徴についてご紹介して行きます。

周囲の環境を整えるためには、その方の見え方に応じた工夫やケアが必要になります。この本で、あなたの周囲にいる見えづらい方がどんな状況か、どんな工夫をしているのか、どのような配慮が必要かを考えるヒントを見つけて下さい。

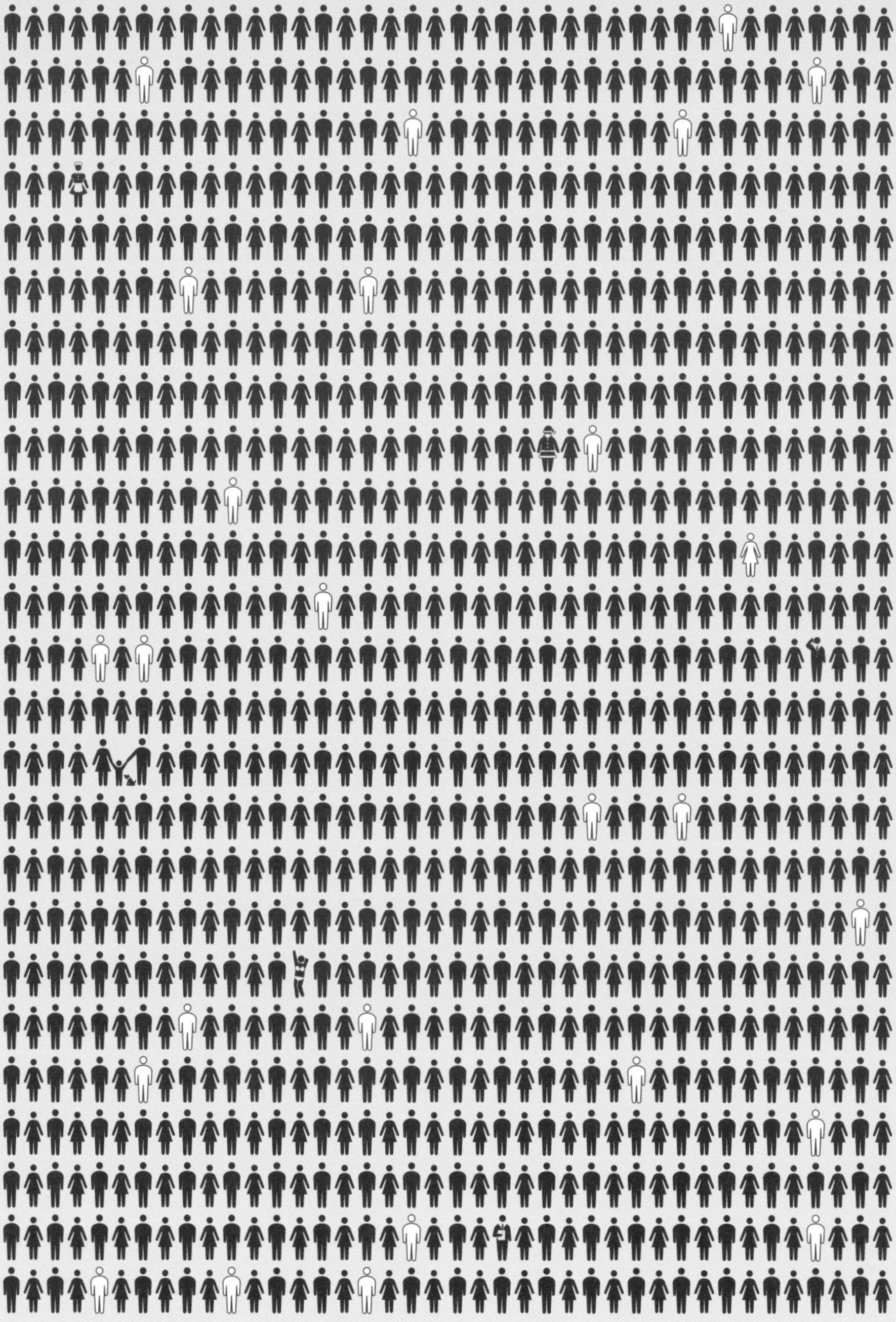

色覚が異なる方は、男性 1/20、女性 1/500

色の見分けづらさのため日常生活に困難を抱えている人が国内に約320万人環境の整備と配慮が必要です

「色覚」とは色の見え方、感じ方を表す言葉です。色の見え方はみな一様ではありません。色を感じる3つの細胞のどれかが欠けたり、機能しなかったり、感度が異なったりするために、色の見え方が一般と異なる人は、国内で約320万人にも上ります。

色覚への配慮が不足した環境だと、信号表示を混同してしまったり、乗り物の路線の色を見間違えて、電車に乗り間違えるなどというような問題が生じます。

これほどたくさんの人が間違えてしまうかもしれない色使いで、失敗を引き起こしやすい社会は、やはり暮らしにくいといえるのではないでしょうか。

当院では、サインを作る時には色覚に考慮し、院内マップの色分け部分に文字で色名を並記するなどの工夫をしています。

社会的にももっと広く、色覚に配慮した環境・デザインへの配慮や整備が必要なのです。

「見えづらさ」は加齢とともに……

[視覚障がいの主な原因となっている病気]

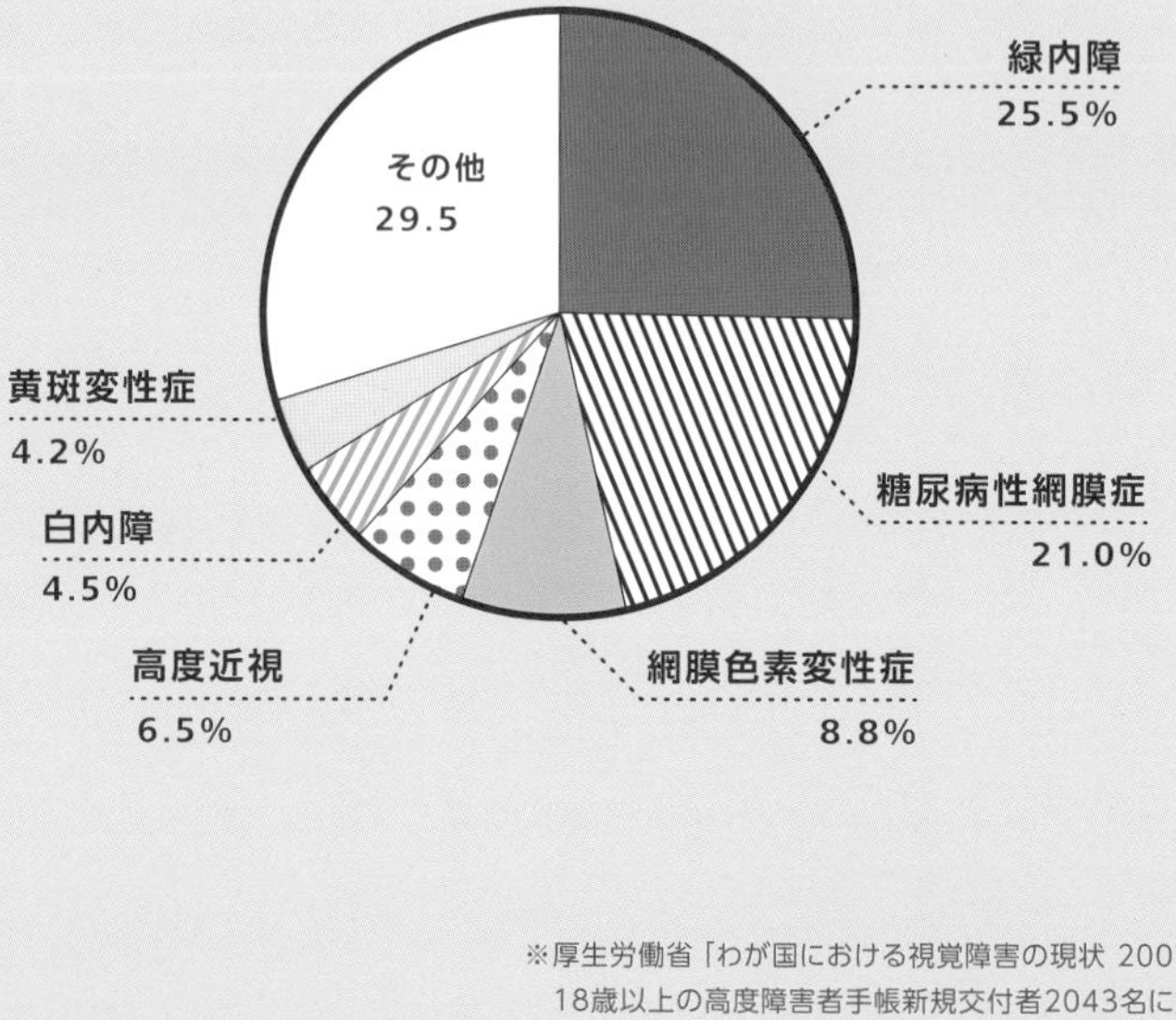

※厚生労働省「わが国における視覚障害の現状 2007」
18歳以上の高度障害者手帳新規交付者2043名に対する調査

超高齢社会の現在、加齢にともなう「見えづらさ」とともに生きることだれにも起こり得るあなた自身の課題です

どんな人でも、加齢による視機能の変化は避けられません。

加齢が原因の一つと考えられている眼の病気には、緑内障、黄斑変性症、白内障等があります。視力に困難を抱える原因として、これらの病気が約3分の1を占めています（全年齢平均。右図）。75歳以上では複数の病気が重複しますが、緑内障が49・9％、黄斑変性症が24・2％と、上位2位を大幅に占めます。

現在の平均寿命は女性86・41歳、男性79・94歳（2012年厚生労働省調査）です。つまり、この日本の超高齢社会では、加齢による見え方の困難に、だれでも直面する可能性があるわけです。

高齢になって見えづらくなれば、移動の不安、情報伝達の困難、その他さまざまな問題はより深刻に生活にふりかかります。

こう考えると、私たちが院内で行う配慮は、社会の未来に対しても必要な準備ではないでしょうか。

「見えづらさ」のいろいろ

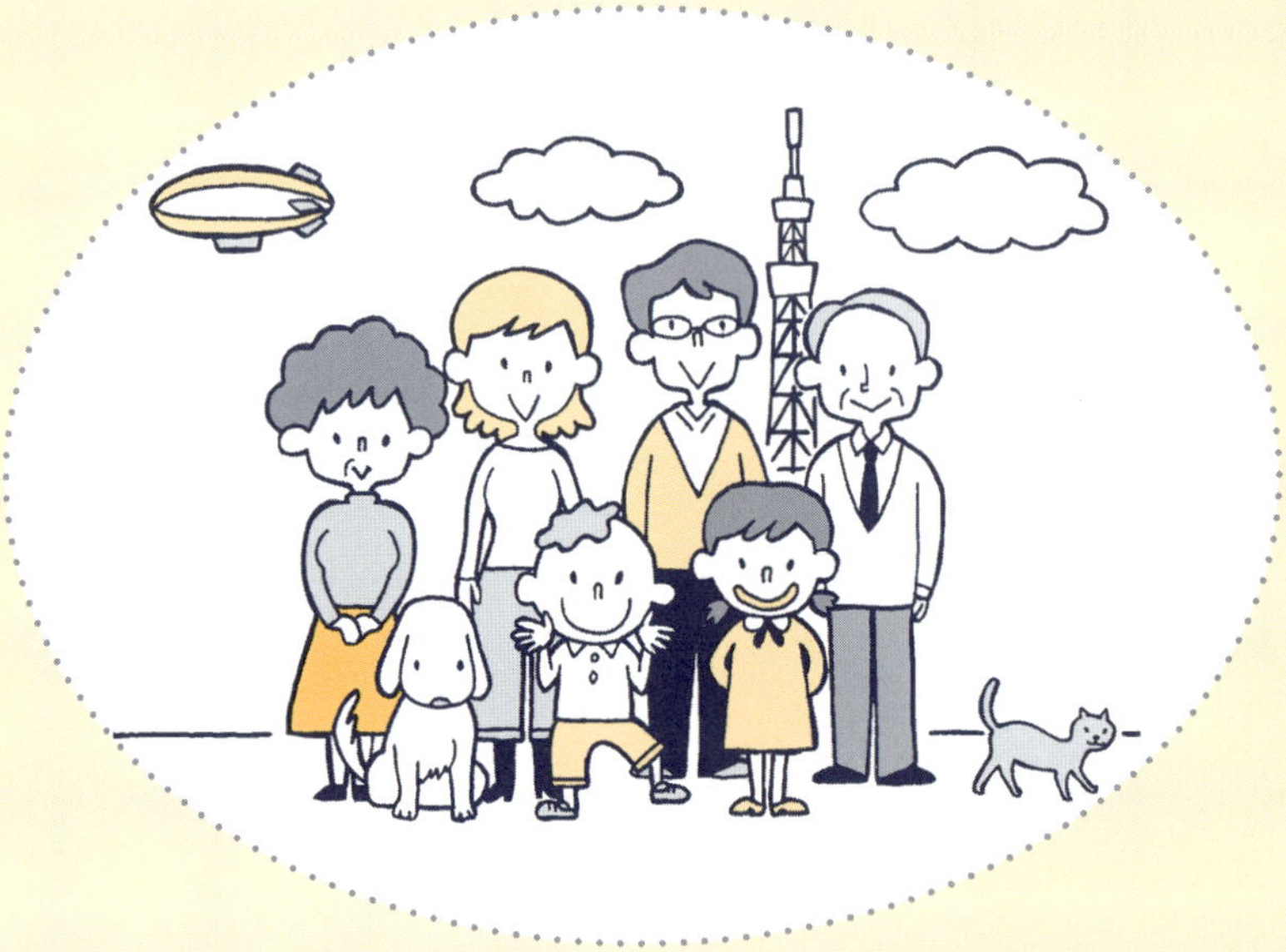

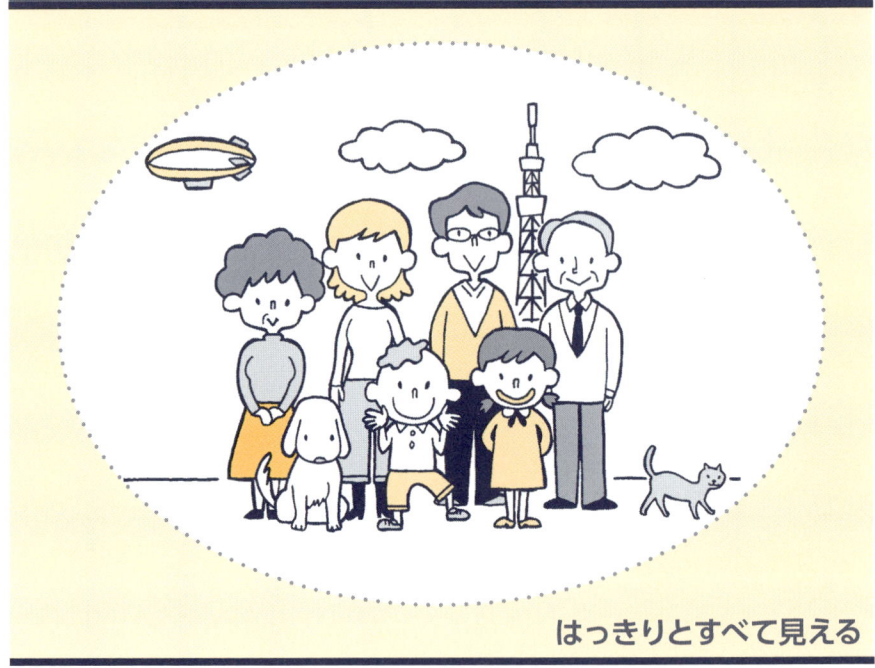

はっきりとすべて見える

見え方に困難があるといっても、その状態は千差万別です。ここではわかりやすくするために、左のような主な症状に分けました。これらの状態は重複することも多く、1つの状態の中にもさらに個人差があります。

このほかにも、まぶしさで目を開けていられない、瞼が下がって見えないといった困難もあります。

こういった「見えづらさ」は、生活上にどんな問題を生じさせるのでしょう。また困難を抱えた方は、どんな工夫をして暮らしているのでしょう。そして周りの人はどうすればよいのでしょう。

さあ一緒に考えていきましょう。

見える範囲が狭くなる

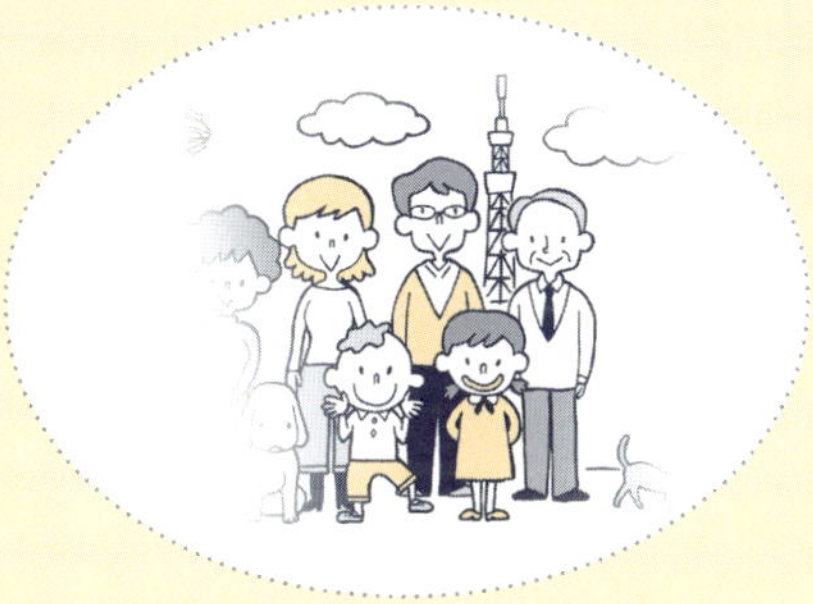

視野狭窄

ぼやけて見える

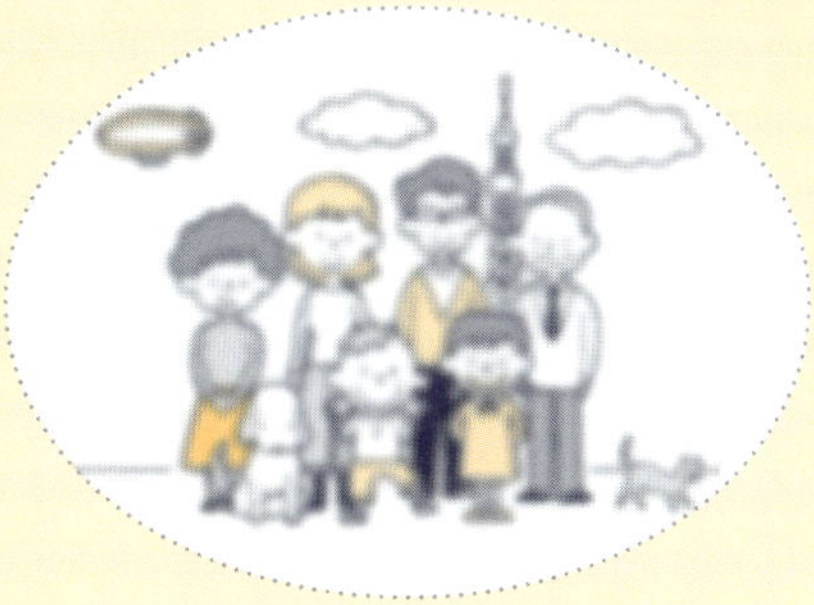

視力低下

色の識別ができない

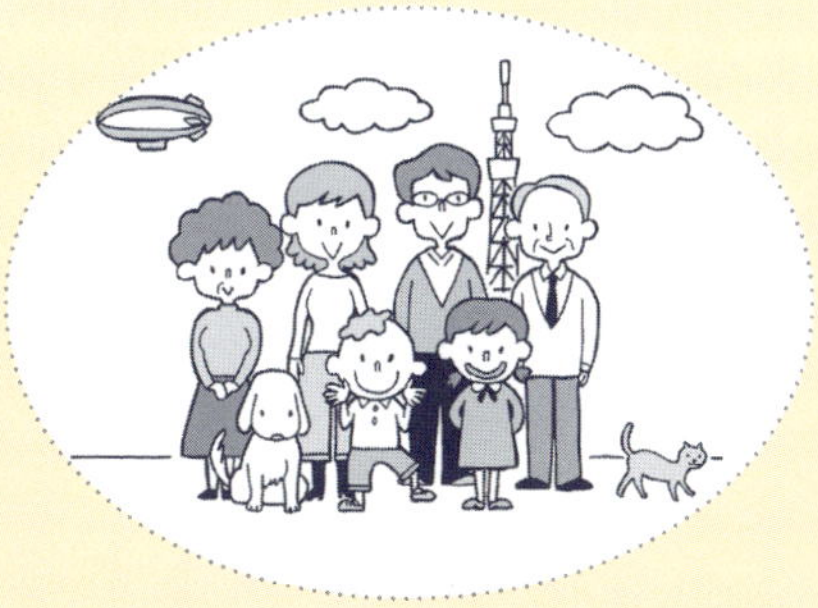

色覚障がい（色弱）

色弱の方の色の感じ方には、42ページで説明するようにさまざまなタイプがあり、このように白黒に見える方はまれです。

中心部が見えない

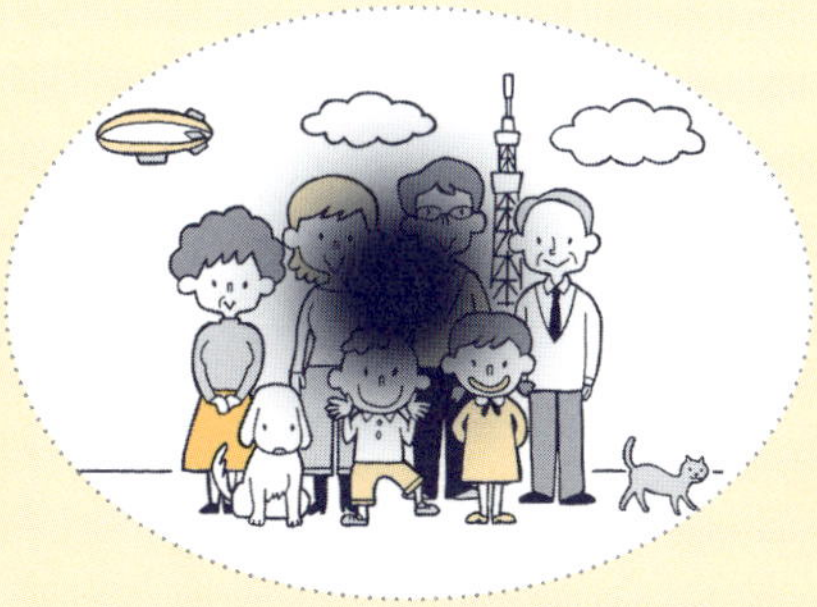

中心暗点

ぼやけて見える

視力低下

全体的にもやがかかったようにぼんやりし、ものともものの境目や輪郭が見えづらくなります。

くもりガラスの窓ごしに外を見た時のことを想像してみてください。ぼんやりと色がにじんで、向こうのものの輪郭がはっきりとしませんね。視力低下の見えづらさとは、こういう状況が続くことです。眼鏡やコンタクトレンズなどを使っても見えづらい感じが緩和されない状態です。ものも文字も形の認識が難しくなり、さまざまな困難が生じてきます。

しかし、ぼやけていても「色」や「光」自体は感じ取れることも多いのです。

〈特徴〉

- 輪郭や境界がはっきりせず、形がぼんやりする
- 色や光の差は感じ取れることが多い

〈本人の工夫〉

- 触覚・音・匂い等から生活のヒントを読み取る

〈ケアのヒント〉

- 色の対比をはっきりさせる
- ものの境界線をくっきりさせる

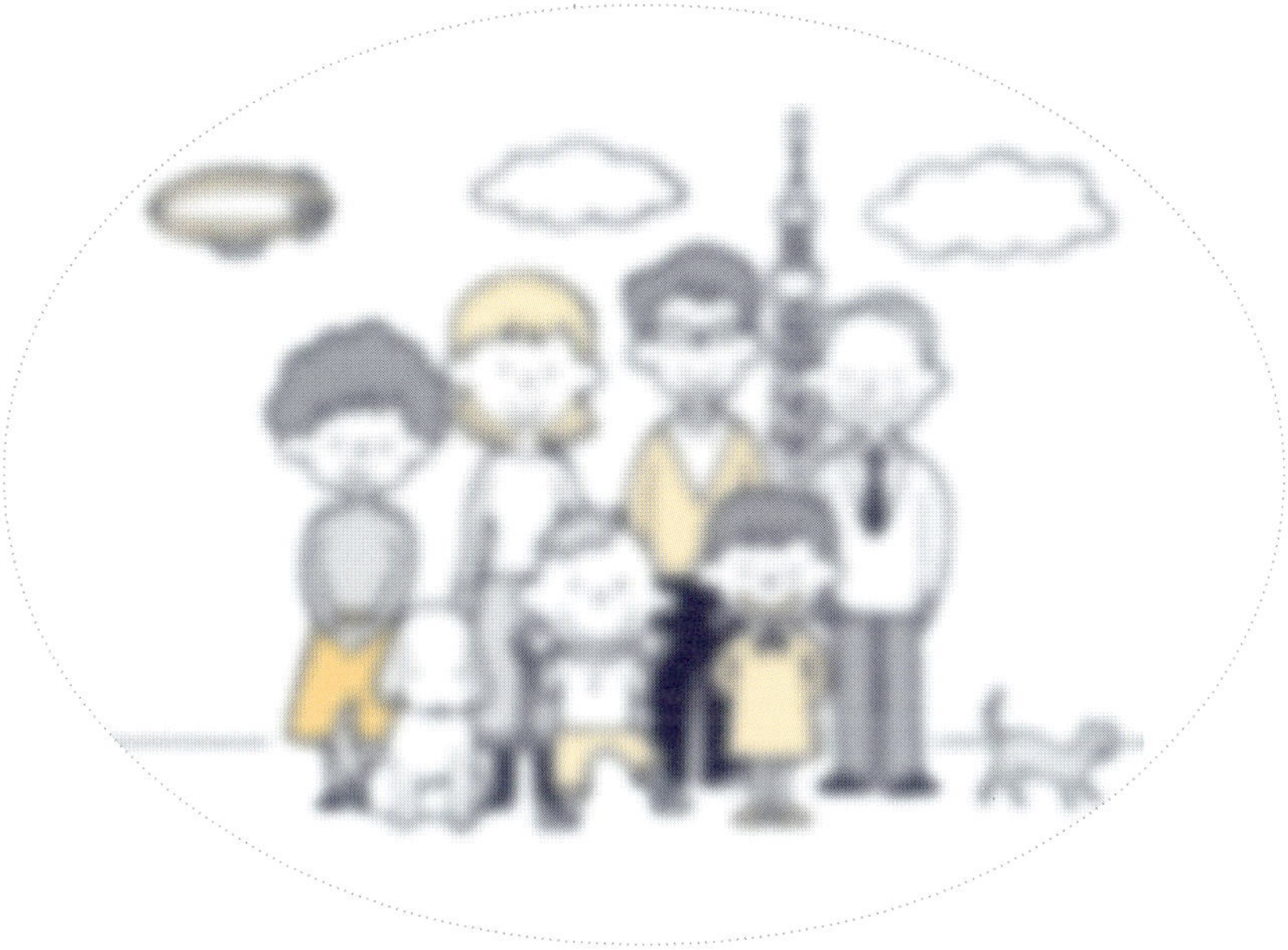

【原因となりやすい病気】

● 加齢黄斑変性（後期） ● 緑内障（後期） ● 白内障（後期） ● ぶどう膜炎

視力が低下しぼやけて見える状態が深刻な患者さんは、生活の音や触覚、気配や香りなどを重要な手がかりとしている方が多いようです。

例えば、街に流れるBGMや、飲食店の匂いなどを、街を歩く際の手がかりにしている人もいます。音の反響で空間の広さや天井の高さなどを判断するという患者さんもいます。

このぼやけるという見え方に対して、室内でできる有効な手だては、家具や壁など隣り合うもの同士の色のコントラストをはっきりと変えることです。ものの境目が色や光で浮かび上がってくれば、「ここに何かある」「これが境界かな？」とあたりをつけることができます。

階段の端がわかるようにへりに違う色のラインを入れたり、テーブルと床の色に差をつけたりといった日常の工夫も役立ちます。

中心部が見えづらい

中心暗点

見ている方向の真ん中が見えづらいため、見たいものを見るには工夫が必要です。

〈特徴〉

- 見たい部分の中心が見えづらい

〈本人の工夫〉

- 見たいものを中心で見ない
- 目の訓練を行い、周辺視野を活用する

〈ケアのヒント〉

- 立体感を捉えづらいので、段差をなくす

眼鏡の真ん中に黒い汚れがあると、見えにくくて、ストレスがたまりますよね。このように、視野の中心部、見ようとする対象の肝心な部分が灰色のようになってしまったり、そこだけぼやけて見えるのが中心暗点という症状です。

人と向かい合った時など、まっすぐ見るだけでは、暗点で隠れてしまうため、人の顔の目鼻の形や表情を読み取りづらいことがあります。正面からでは相手の

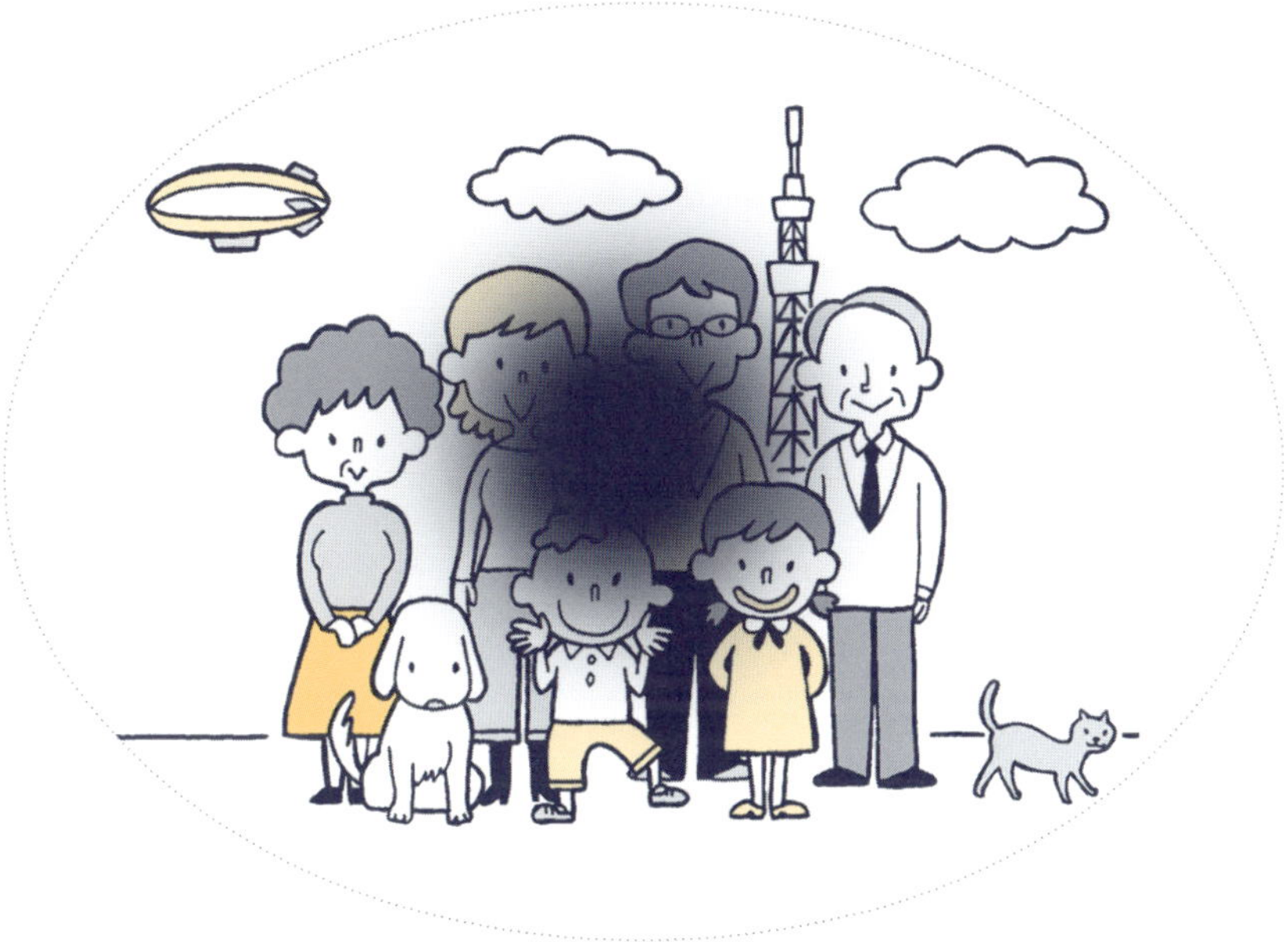

【原因となりやすい病気】

● 加齢黄斑変性　● 黄斑円孔

顔の認識が難しいですが、横に立ってもらえればわかることもあります。

このように、中心部は見えづらくても中心部以外の網膜が機能し視力が保たれていれば、その部分で見られるのです。例えば、下方が見えれば、食事は少し手前に並べて置くなどの工夫が有効です。見える周辺視野を活用しながら行う「中心外固視訓練」をすることでお化粧がうまくできるようになるなど、日常生活の不便さを減らせる場合もあります。

そのほか、遠近感や立体感を視覚で捉えづらいという困難もあります。地面の段差や階段で転倒しやすくなるため、中心暗点の症状でも白杖を利用している方もいます。

ものの凹凸が捉えにくいので、室内ではできるだけ段差をなくし、障害物を減らしましょう。

視野が狭くなる

周辺視野狭窄・欠損

視野の周辺部分が欠けるため、歩行や周囲の全体像把握に困難が生じます。

〈特徴〉

- 視野の欠けている部分は人によって違う
- 下部欠損では足もと・手もとが不安

〈ケアのヒント〉

- 見える位置にはっきりわかるサインを
- 近くにいても丁寧な声がけを
- 文章は横書きにするとよい

視野のうち一部、または周囲の部分が欠ける状態です。人により程度は異なりますが、視覚障害者認定の基準となる10度以下の視野は、中心のほぼ一部、例えれば50円玉の穴から周囲を見ているような状態です。

こうなると手もとの新聞などは全体が見えません。全体を見ようと遠ざけると小さい文字は読みづらく、人の顔も遠くはっきり認識しにくくなります。見たいところを探すのも難しくなります。

こういった状況の患者さんにもわかるよう、公共の

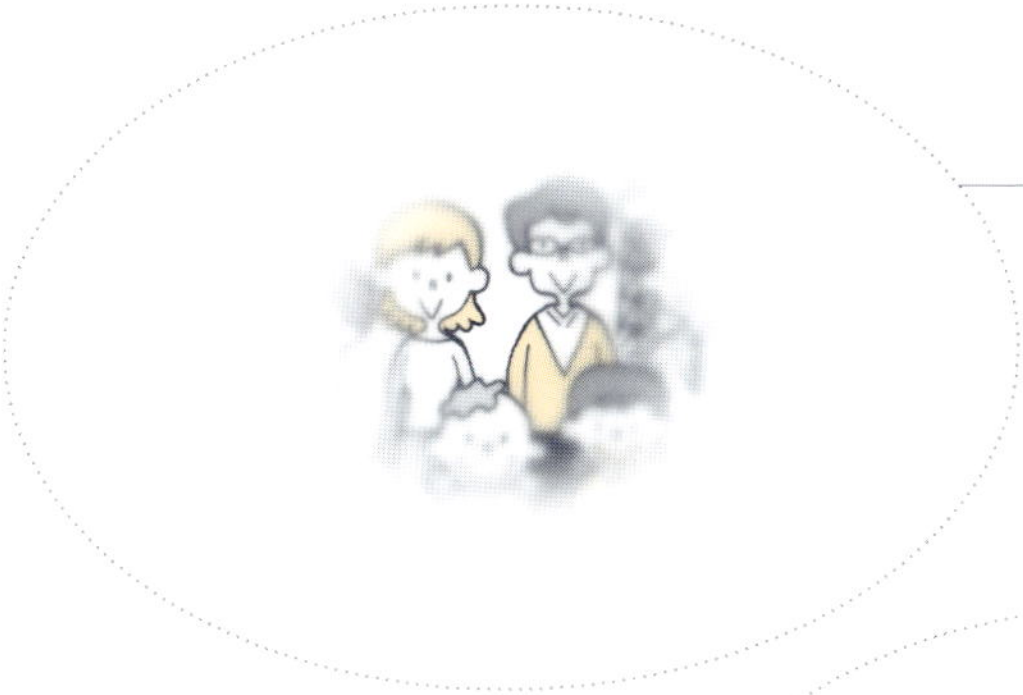

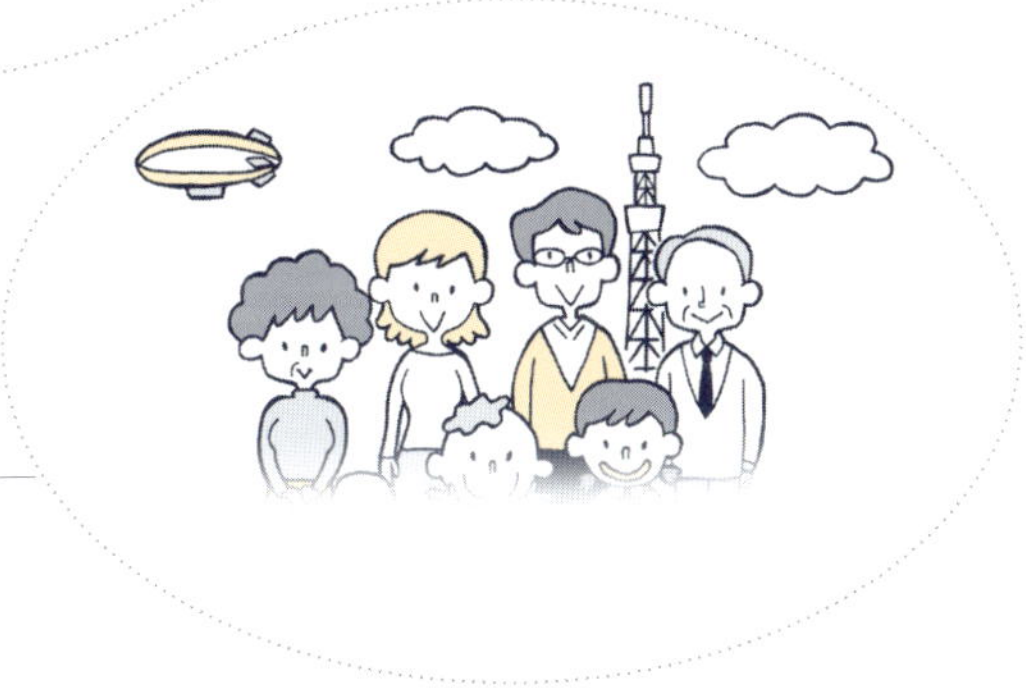

【原因となりやすい病気】

● 緑内障　● 網膜色素変性症

場では遠いところからでも大きくはっきり見えるサインへの配慮が必要です。また、眼の位置にちょうどあった高さに情報を配置することも大切です。

視野のどこが欠けているのかで、生活上起きる問題は大きく異なります。下方の視野が欠けると足もとが確認できず、歩行や食事に不安が生じます。

もし側方の視野が欠けると、そばを歩く人や置いてあるものが見えません。そのため、人やものにぶつかりやすくなり、隣に人がいても気づかないこともあります。そのため、近くから声かけをする場合も、ご本人を驚かせないように配慮しなくてはなりません。まだらに視野が欠けていることもあるので、対応には視野検査の結果をもとにした個別の注意が必要です。

ただ、障がいのない部分の視野はよく、はっきり見えている場合も多いのです。そのため、眼球をうまく動かして見て、頭の中で全体像を把握する訓練法もあります。

色の感じ方が異なる

色覚障がい（色弱）

多くの人とは違う感覚で色を認識するため、色で区別されるサインが伝わりづらいことがあります。

〈特徴〉

- 赤・緑・青を感じる細胞に問題を抱える
- 赤・緑と他の色を混同しやすい場合が多い

〈ケアのヒント〉

- 区別しにくい配色や配列をしない
- 色以外の識別方法を併記する
- 色を上手に使う「カラーUD社会」を

私たちが色を感じる時、赤・緑・青それぞれに感度を持つ「L錐体」「M錐体」「S錐体」という3種類の眼の細胞がはたらいています。でも、先天的に、または眼の疾患により後天的に、それらの感覚が異なる方がいます。

3種類の錐体細胞のうち、何色に関する細胞に問題があるかで、色の感じ方は異なってきます。例えば、色弱者全体の99％を占めるといわれるP型（1型2色覚。L錐体に問題）・D型（2型2色覚。M錐体に問題）では、赤や緑が感じづらい状態です。

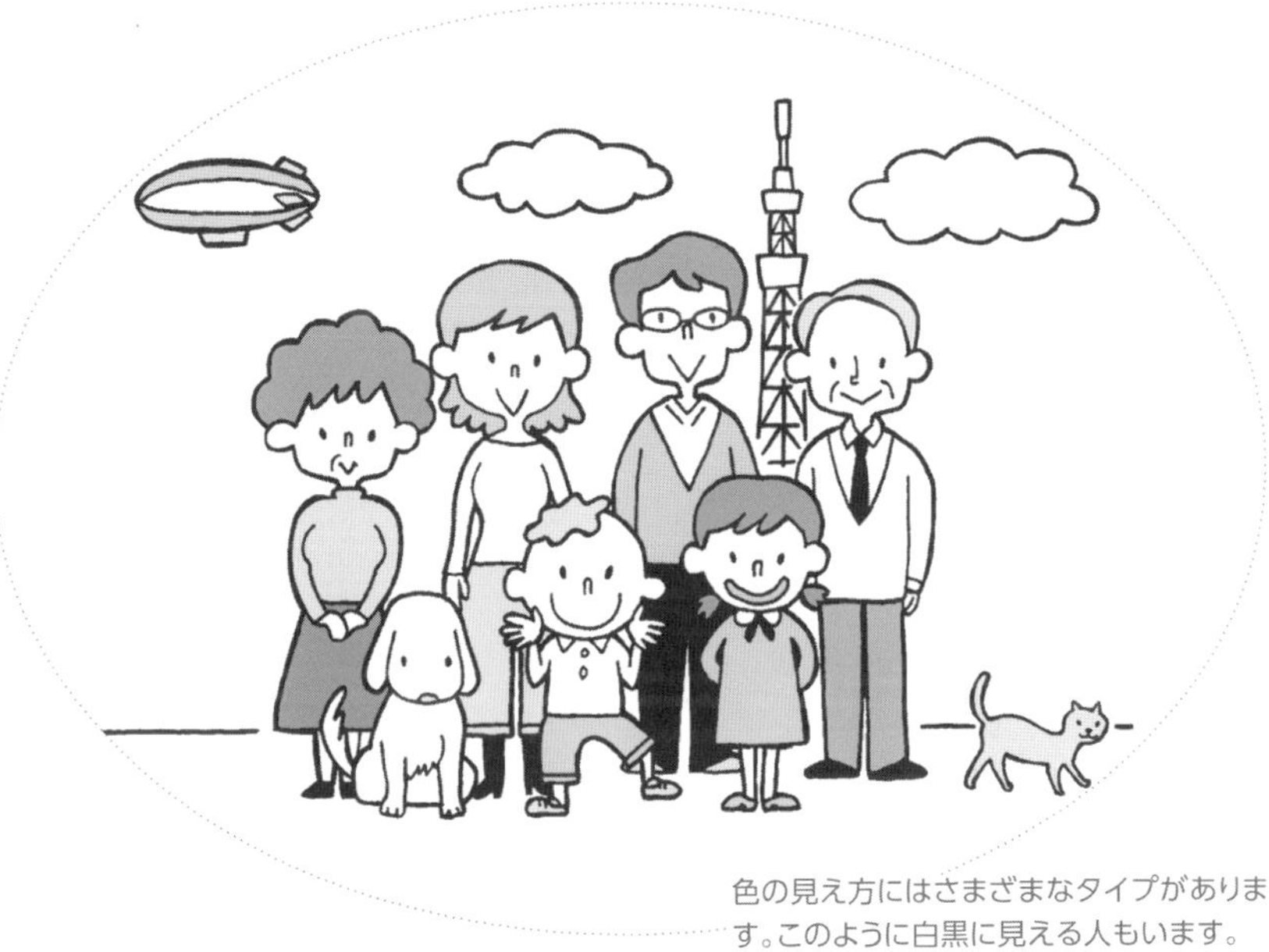

色の見え方にはさまざまなタイプがあります。このように白黒に見える人もいます。

【原因となりやすい病気】

● 先天性の色覚障がい　● ぶどう膜炎　● 糖尿病網膜症（後期）　● 緑内障（後期）

このため、赤いリンゴが緑色のピーマンと同じような色に見えたりします。また、焼肉が生か焼けているかわからない、カレンダーの赤字の休日がわかりにくい、色分けの地図や表示を混同し間違ってしまうなどのことも生じてきます。さらに全く色が区別できず、上のイラストのように白黒のみに見える方もいます。

この状況を受け、色だけに頼らず、多くの人が等しく情報を理解できるようにするべく、さまざまな工夫がスタートしています。地下鉄の路線図も識別しやすい色を使い、英字や数字を並記するようになっています。出版物でもグラフや地図などには境界線を入れ、混同しやすい色を隣り合わせにするのを避けます。これらは一般の人も違和感を抱かない配慮です。

現在、教科書・速報・パンフレットなど公的メディアの場合、こういった点に配慮して制作する動きも求められてきています。

まぶしいという症状

目を開けること自体に不快感があります。適切な明るさを一定に保つ工夫が必要です。

〈特徴〉

- 「目を開けているのが辛い」という苦痛がある

〈本人の工夫〉

- UVサングラスとは違う遮光眼鏡をかける
- 曇りの日を選んで外出する

〈ケアのヒント〉

- 明るさを一定に保つ室内環境を

まぶしいという症状があると、目を開けること自体に不快感を覚えます。「人の顔を見るだけでしかめっ面になってしまう」「蛍光灯の光でもサングラスをかけなくてはならない」「家電の充電を示すLED光が強烈で、夜眠れない」など、まぶしさにより起こる困難は広範囲に及びます。

若くて健康な人でも光に感度の強い人もいて、ストレスや結膜炎などの疾患でもまぶしさを強く感じ

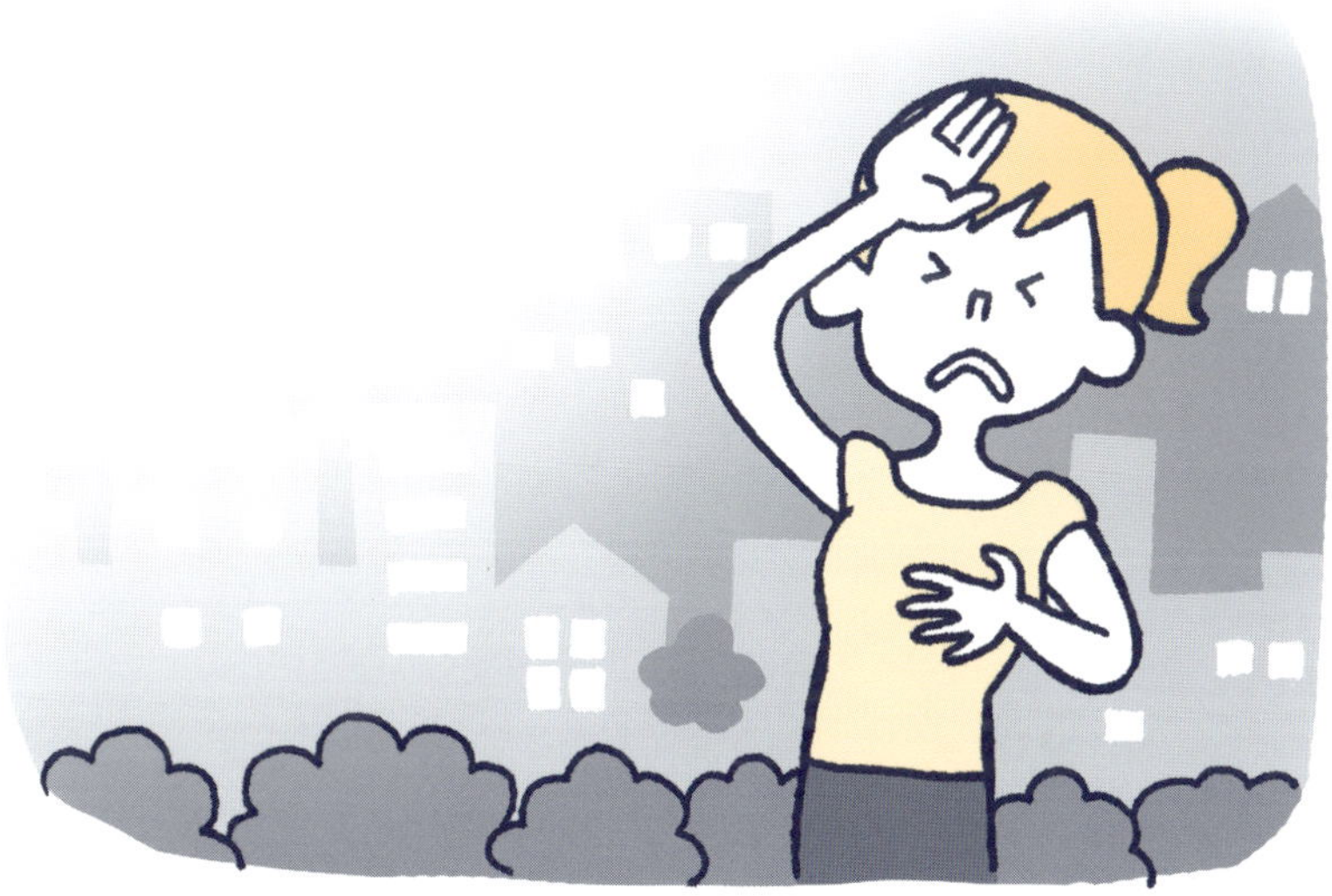

【原因となりやすい病気】

● 白内障　● 網膜色素変性症　● 緑内障　● ぶどう膜炎　● 眼瞼けいれん

ることがあります。まぶしさを感じると、苦痛から逃れるため次第に目を閉じてしまいがちになります。特に高齢者は、刺激を避けるために外出を減らす人も多く、全身の機能低下につながりかねません。「まぶしさ」は見えないわけではないのでつい軽視しがちですが、困難はこのように生活全般に及び全身状態にまで影響があります。

この場合、室内には明るすぎる場所を作らず、照度を適切に保つ工夫が必要です。当院ではセンサーを用い、内部照明と外光の和が常に一定で同じ明るさが保てるようにしています。

また、ダウンライトなど直接目を刺激しない照明を多く使い、適度な照度を確保しつつまぶしさを抑えています。

目の中で散乱しやすい青色の光だけを遮断し、まぶしさを軽減する専用の遮光眼鏡も役に立ちます。

第２章に出てくる「見えづらさ」の原因となる眼の病気

病名	原因	症状と経過	治療法
加齢黄斑変性症	視神経が集まる黄斑（おうはん）が、加齢によって変性する。	ものがゆがんで見える、中心暗点、視力低下など。	注射で変性を食い止める。レーザー照射で変性部の新生血管を閉じる。
緑内障	眼圧により視神経が圧迫される。	視野狭窄、視野欠損、視力低下。初期には気づきにくい。	点眼薬で眼圧を下げる。レーザー治療や手術を行う場合も。
白内障	目のレンズ部分である水晶体の中が白く濁る。	かすみ、疲れ目、まぶしさ、視力低下、見たものがだぶる。	初期は点眼薬。生活に支障が出たら、濁った水晶体を取り出し、眼内レンズを入れる手術。完治が可能。
ぶどう膜炎	眼球を包み込むぶどう膜が炎症する。ぶどう膜は網膜と接しているため、炎症が起きると見え方に支障をきたす。	かすみ、目の充血、痛み、まぶしさ、視力低下、色覚異常、黒い影が飛び交う飛蚊症。	炎症を抑える点眼薬、もしくは内服、注射、点滴。

黄斑円孔	視神経が集まる黄斑に穴があく。	中心暗点、ものがゆがんで見える、視力低下。	硝子体が黄斑を引っぱり穴を開けたので、原因の硝子体を切除する手術。
網膜色素変性症	見たものが映り込む網膜に異常をきたす。	初期は暗いところで見えにくくなり、徐々に視野狭窄などが表れる。遺伝性の場合もある。	確立された治療法はまだなく、対症的に各症状の改善薬を服用することもある。
糖尿病網膜症	糖尿病の合併症で、網膜が障害される。	ものがゆがんで見える、色覚異常、（急激な）視力低下。初期は、自覚症状がないが、網膜剥離や硝子体出血を起こし、失明することも。	まずは血糖コントロールを。網膜の血流をよくする服薬も。進行すると、網膜の新生血管の発生を防ぐために、レーザー手術。視力回復のため、硝子体手術をすることも。

コラム　ロービジョンライフのデザイン　4

雨と雪の日は風景が消える⁉

あらあら、雨が降ってきました……。お天気が、気分や暮らしに影響を及ぼすことってありますね。実は、目の見えづらい方にとっては、ちょっとの天候の崩れも、外出を控えるほど切実な問題なのです。

その理由は、まず「暗さ」。天候が悪いと全体が暗くなりますよね。これはより見えづらい状態なのです。

さらに、ロービジョンの方は街の中の音や匂いなどを目印にして移動している場合が多いのですが、そのヒントも雨や風の音でかき消されてしまいます！　この状態を、あるロービジョンの人は「風景が消えてしまう」と表現しています。この感覚、わかりますか？

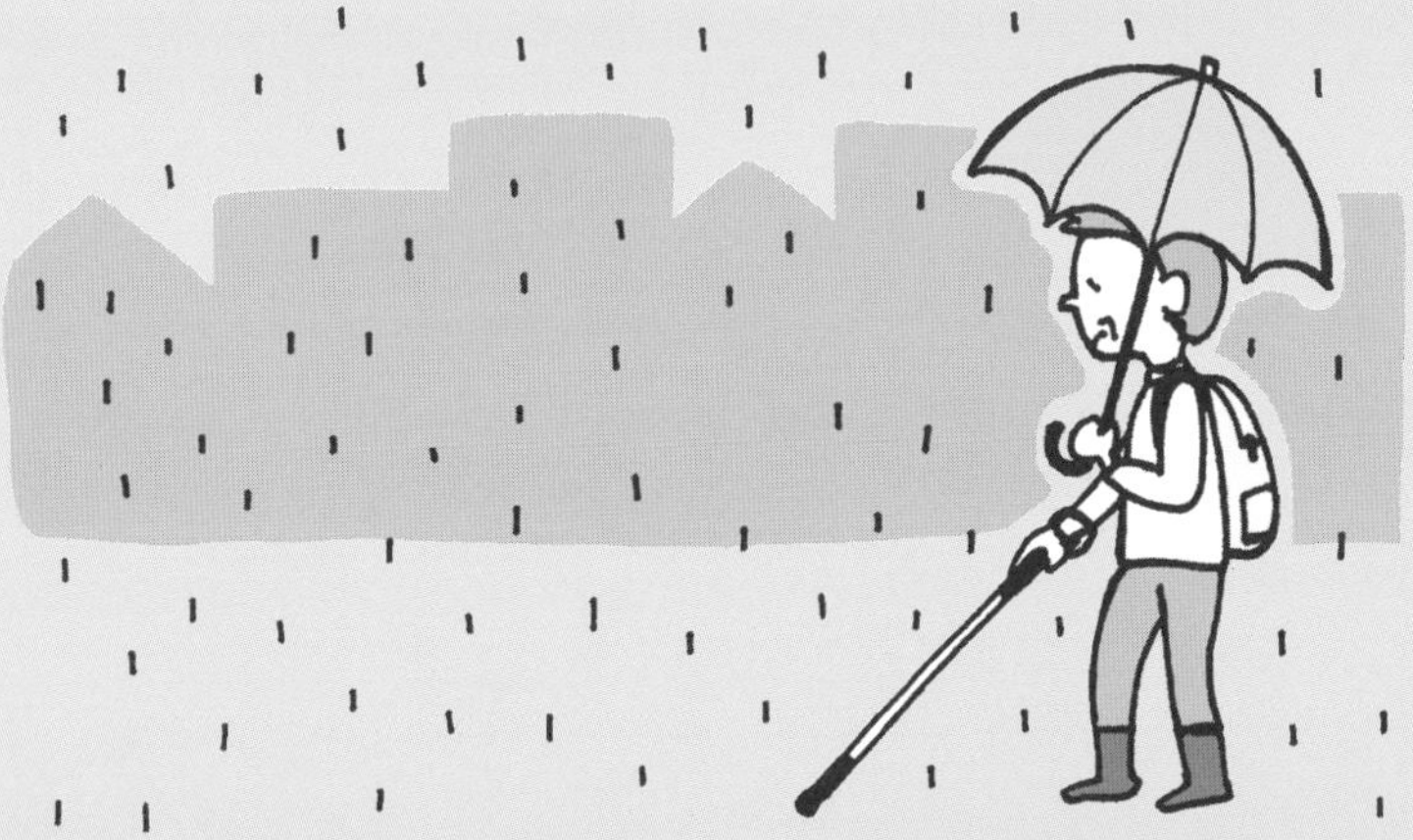

特に、雪が積もると周辺の音を吸い込んでしまうだけでなく、雪に覆われ道路の形が変化したり、路面の質感が変わるため、混乱が起こります。「雪の日、自分のマンションの玄関がわからなくて1時間もさまよった」という人も。

杖を持っている人は、傘と白杖を両方持たなくてはならないことも大変です。このため、リュックなどを背負って両手をあけるようにしている人も多くいます。

電車の中や通路で、他の人が持つ長い傘が突き出し、歩きにくく危険な状態になるのも雨の日の悩みの1つ。

ロービジョンの方にとって、こういう日はまったくもって普段通りにはいかないのだと知っておきましょう。そうすれば、いつもより的確な配慮ができるかもしれません。

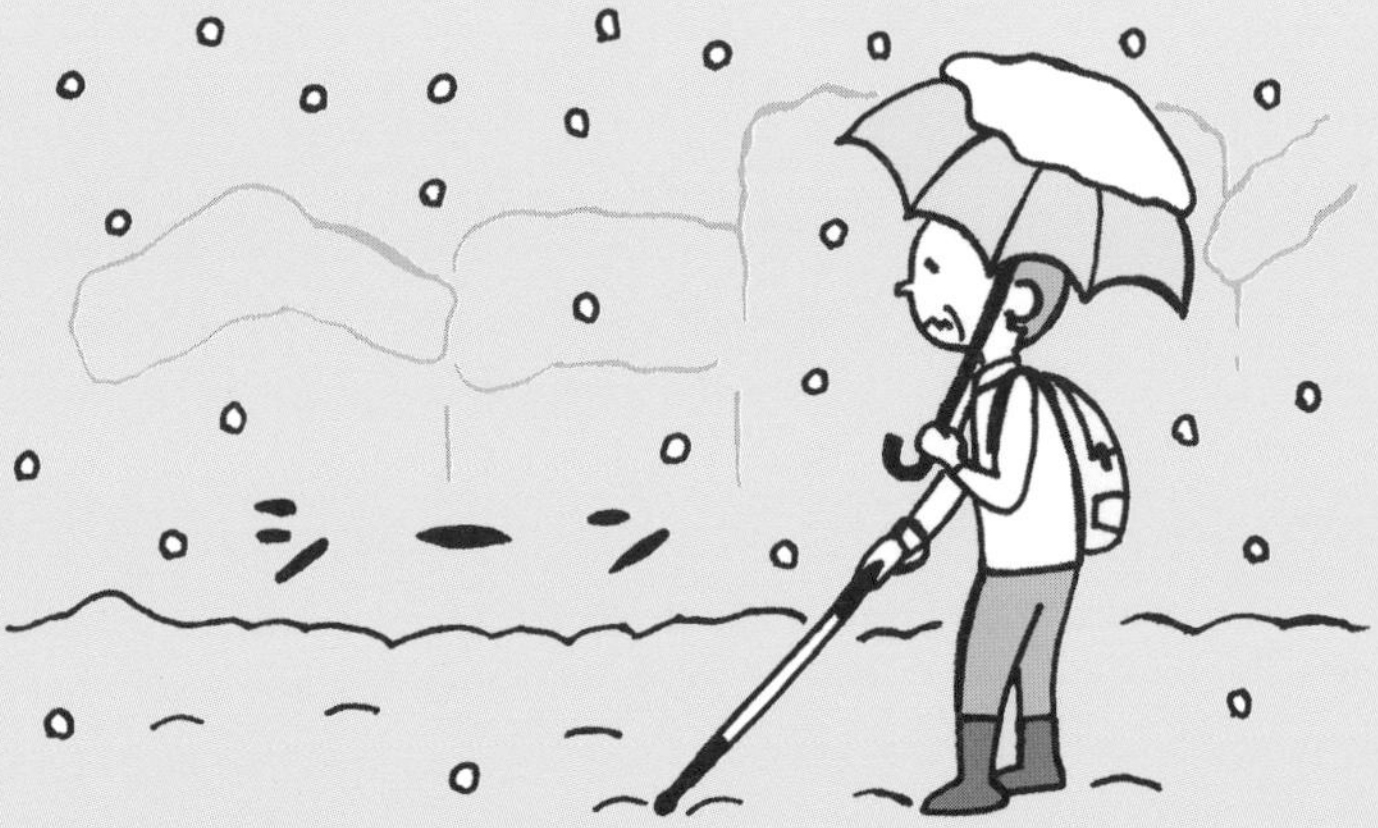

一緒に歩こう！　歩くお手伝いのヒント

見えづらい方が外出している時、前項のような天気の悪い時、やっぱりだれかの助けを借りたいな、ということも当然あります。もしあなたがそんな場面に出会って、見えづらい方の歩行をお手伝いしたい時、ちょっとしたコツを知っておくと安心です。

まず、本人が手に白杖を持っている場合、杖の反対側の横に立ちましょう。あいている方の手であなたの肘の上か肩を持ってもらいます。それから、相手の歩調に合わせて半歩先を歩きましょう。こうすれば、本人は片側で白杖を使い周囲の障害物を確かめつつ、安心して前に進めます。

本人はあなたの肘や肩の動きで段差等を判断しています。

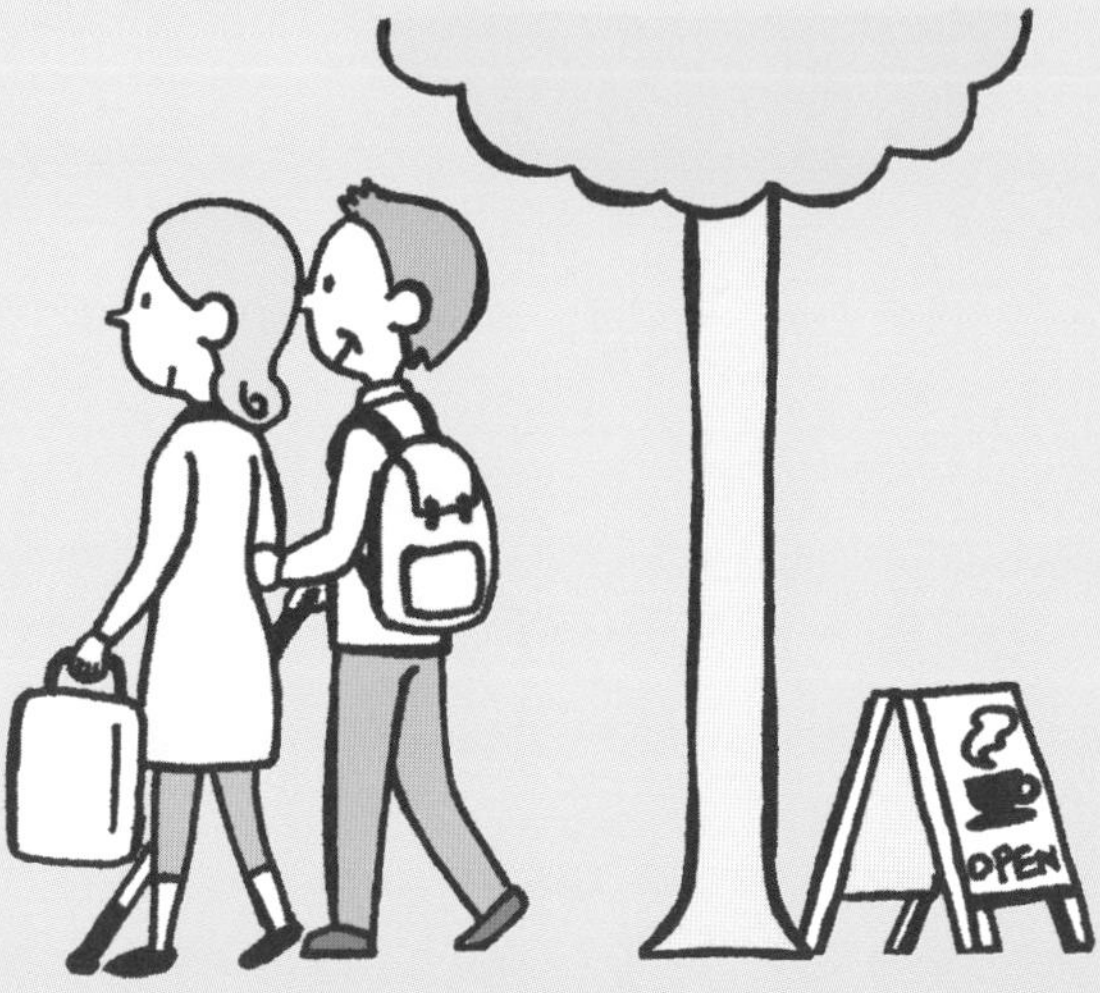

誘導中は振り返ったりしないで、まっすぐ前を向いて歩きましょう。お話しも前を向いたままで！

気をつかうあまり歩みが遅すぎると、「近くに障害物が!?」と身構えさせてしまうことも。普段と同じように、自然に力を抜いて歩くのが、二人ともラクチンなコツなのです。

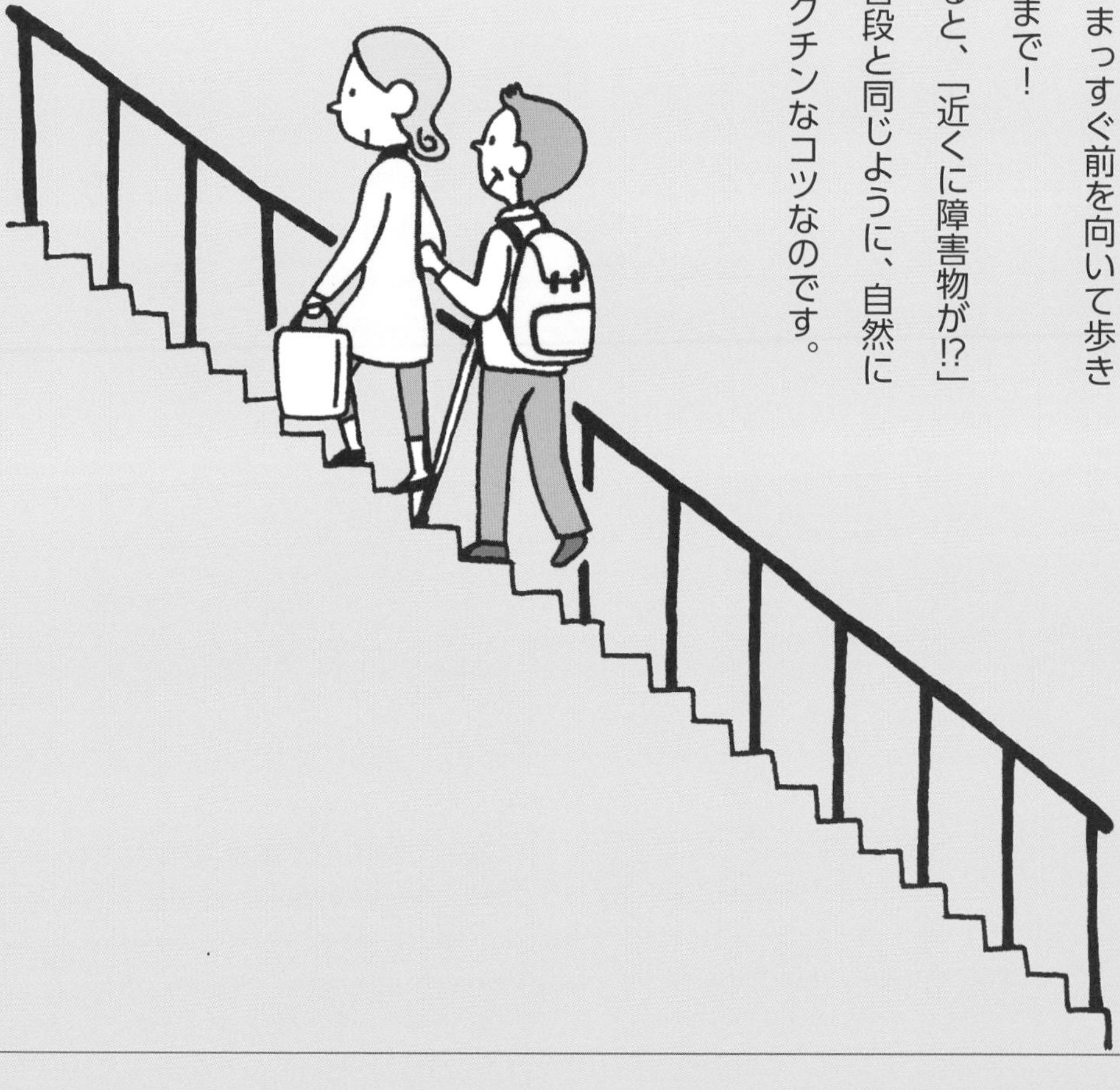

コラム　ロービジョンライフのデザイン　6

時計盤を使って食事？

1日の中で楽しみな、おいしい食事の時間になりました。でも、見えづらい方の中には「うまく食べられない」「こぼすから見られたくない」等の理由から、だれかと一緒にごはんを食べることに不安を持っている人もいるのです。そんな時、目の前にある料理や飲み物の情報を知らせるためのちょっとした工夫だけで、一緒に食事を楽しめます。でも、いつも何気なく使っている「こっち、そっち…」の言い方ではわかりにくいのです。時計の数字の場所に、料理の位置を当てはめて示すクロックポジションが便利！　本人がテーブルに時計を置いたとして、上正面が12時、右が3時、手前は6時、左が9時として伝えます。

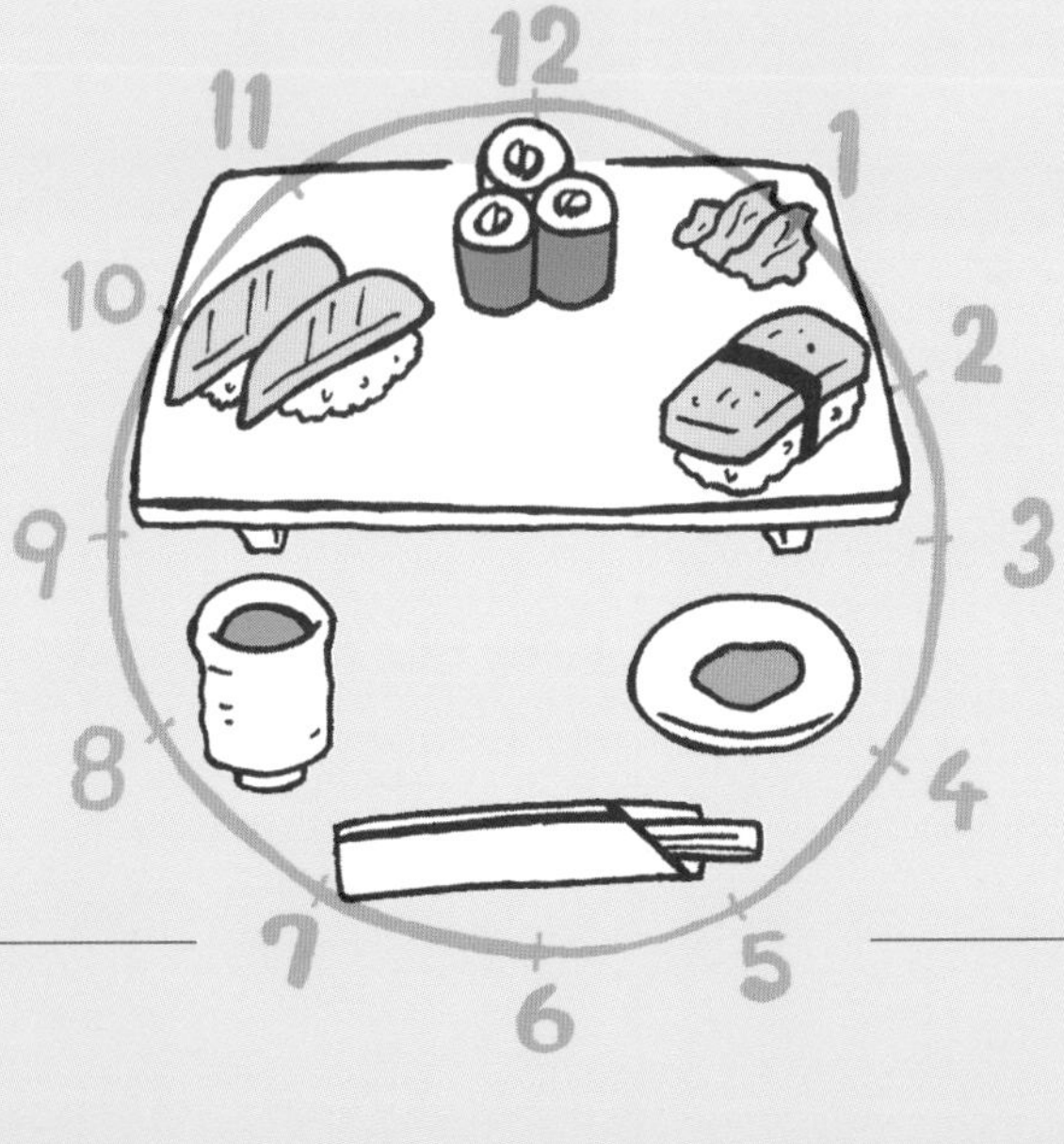

例えば、にぎり寿司を食べる時を想像してみましょう。寿司皿の10時の方向にとろが2つ、12時にカッパ巻きが3つ、2時には卵焼き、5時に……と説明できますね！　箸や小皿、熱いお茶の位置も知らせておき、もし、それらの位置を変えるなら、一言伝えましょう。

ロービジョンの方には、黒いお茶碗なら白いご飯が見えやすいし、食器の色とコントラストが出るようにランチョンマットを敷いていれば、お皿にスッと手が伸ばせます。

テーブルの雰囲気や、お皿の形、盛りつけを言葉で伝えると雰囲気も共有できます。外食ならメニューを読み上げて、一緒に何を頼むか考えても楽しいですよね。

見えづらくてもちょっとした工夫があれば、テーブルを囲む時間はより楽しく豊かに変わるのです。

点字を読める人は約1割!?

点字表示が街の中にも増えました。点字は、盛り上がった6つの点を組み合わせ、指先で読み取るために考案された文字です。最近はアルコール飲料の缶や家電のボタン、駅の券売機など、日用品にも点字表記が添えられるようになりました。これはとっても嬉しいのですが、実はその普及のためかえって、一般の人に「視覚障がい者は全員点字を読める」と思われがち。

しかしこれは間違いです。中途失明の方にとって、点字を習得するのはたやすいことではありません。

点字を完璧に読める方は視覚障がい者全体の1割程度ではないかといわれています。最近はパソコンやスマートフォンなどの音声読み上げ機能を使う人も増えています。

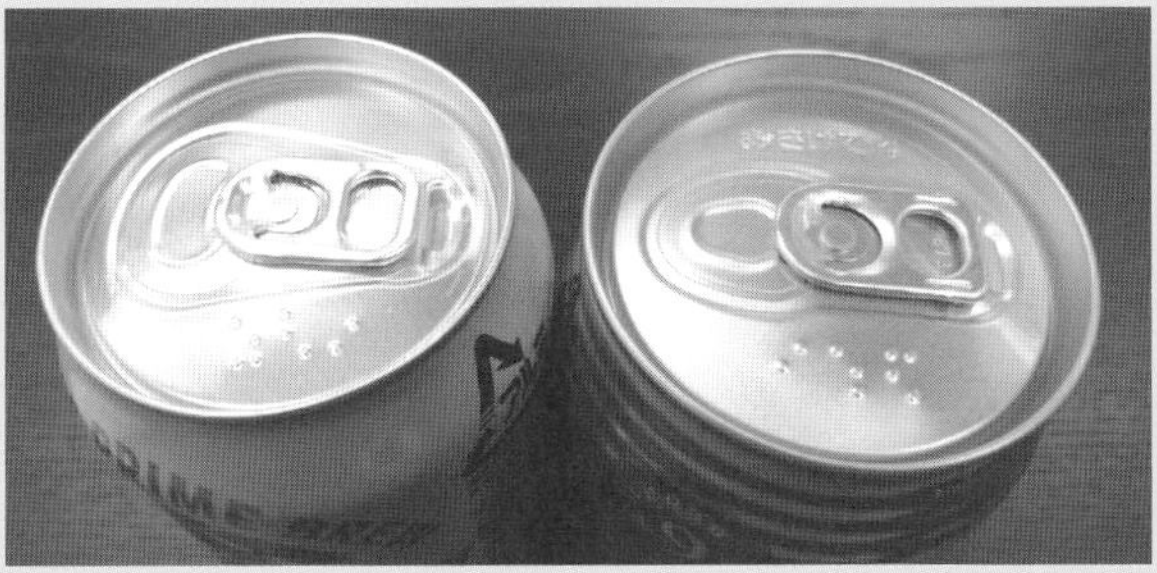

「びいる」「おさけ」と点字表示のあるアルコール飲料。

第3章

見えづらい人のためのインテリア・空間の工夫

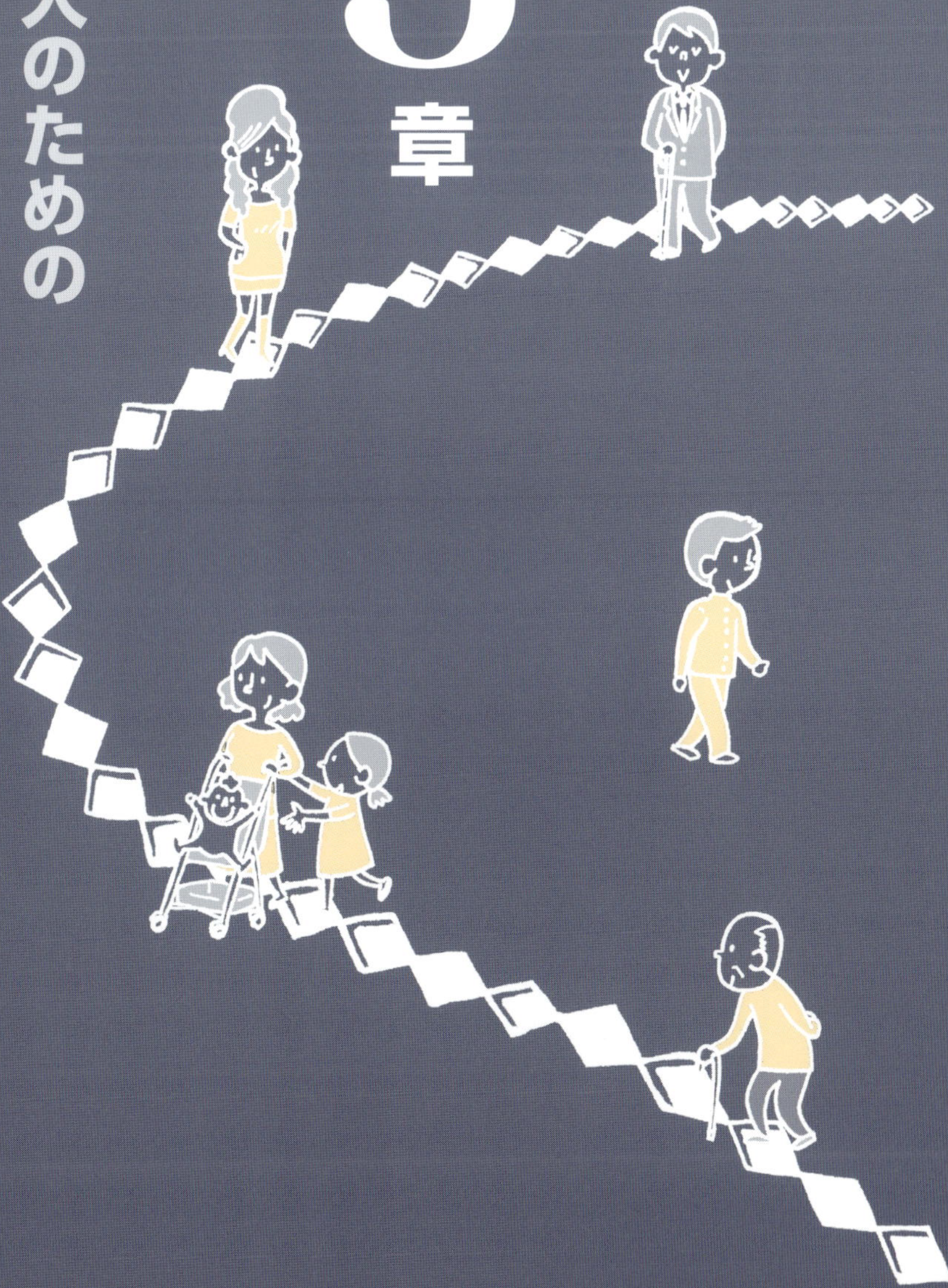

安全で心地よいデザイン

さまざまな人が不安を抱えて訪れる場所だからみんなが快適に過ごせる空間を

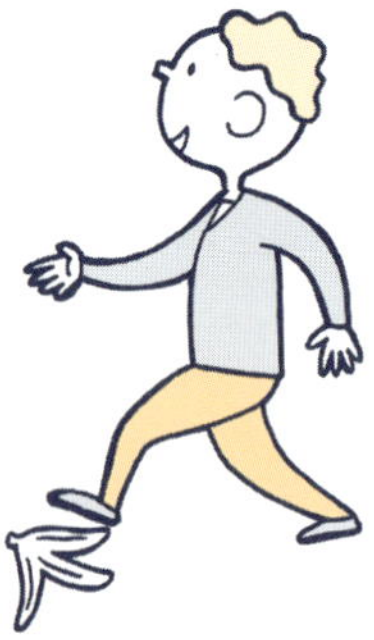

インテリアデザイナー
桑波田謙

第3章では、院内をツアーする形で、クリニックで実施したさまざまな空間・モノ・しくみについて、デザイナーの視点から解説をします。「ユニバーサルデザイン（UD）ってどんなもの？」と考えている皆さんの参考になるように、院内の各所のデザインや、その背景にある考え方などを解説していきます。

新クリニックを立ち上げる初めての打ち合わせの時、私は井上賢治院長から、病院の理念は「患者さま第一主義」であるというお話を聞きました。そして新クリニックについての具体的な要望に耳を傾けながら、心の中で「これはまさに、UDのク

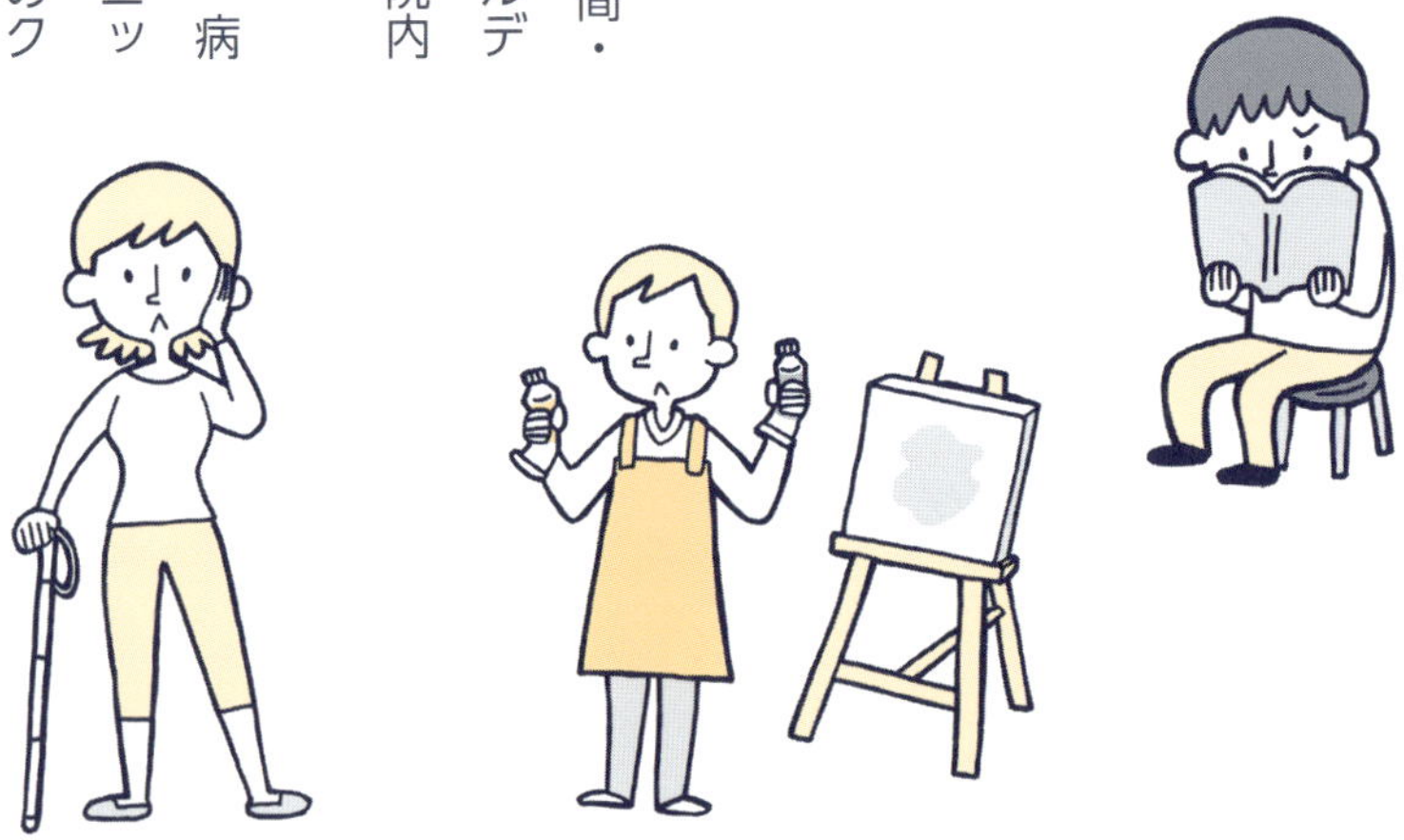

リニックを作ろうって話だよね」と感じたことをよく覚えています。

でも実は、当時の井上院長はUDという概念をよく知っていたわけではなかったそうです。かくいう私自身も知識はありましたが、しっかりした経験はなかったのです。そんな中、私は院内に立ち上がった新クリニックプロジェクトチームとともに、課題を解決するべく、試行錯誤しながら院内をデザインしていくことになりました。

従来このクリニックが抱えていた困難を知り、真剣にその課題の解決に向かおうとすると、最初はある種のスローガンだと思った「患者さま第一主義」の言葉が、「患者さんの実態を知らなければ課題を解決することはできない」という、現実的な重みをもったコンセプトへと次第に変化していきました。

高齢者や目の見えづらさを抱える方々のことを理解し、院内を安全で使いやすく、障がいがあってもなくても居心地のよい空間にすることが私に与えられたテーマだと強く意識しました。そのためにクリニックの利用者のもつ特性を見つめ、それにあったデザインを一つひとつ丁寧に考えていきました。それが結果として「ユニバーサルデザイン」と呼ばれるものに近づいていく過程だったと思うのです。

でも、これらは通過点にすぎません。少しずつ改善を加えながら、より多くの人にもっと使いやすいデザインを、これからも探り続けていきたいと思っています。

目的地に到着する

着いた実感と、安心感を

高齢者や見えづらい方が通う施設
通院は大変だけど
「行かなくちゃ」と
みんながんばって来院してくれる
だから着いて最初の場所では、
安心感をもってもらいたい

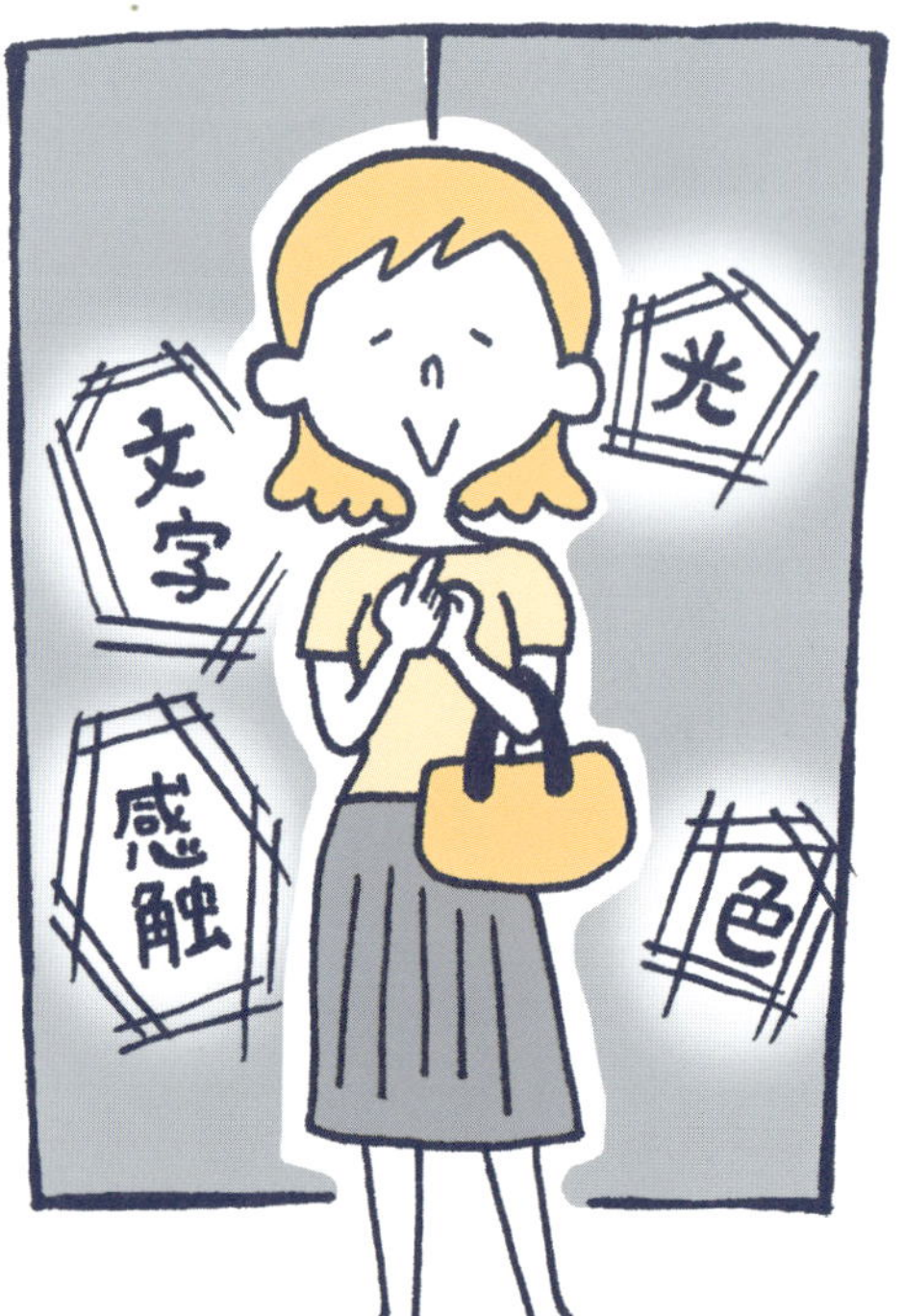

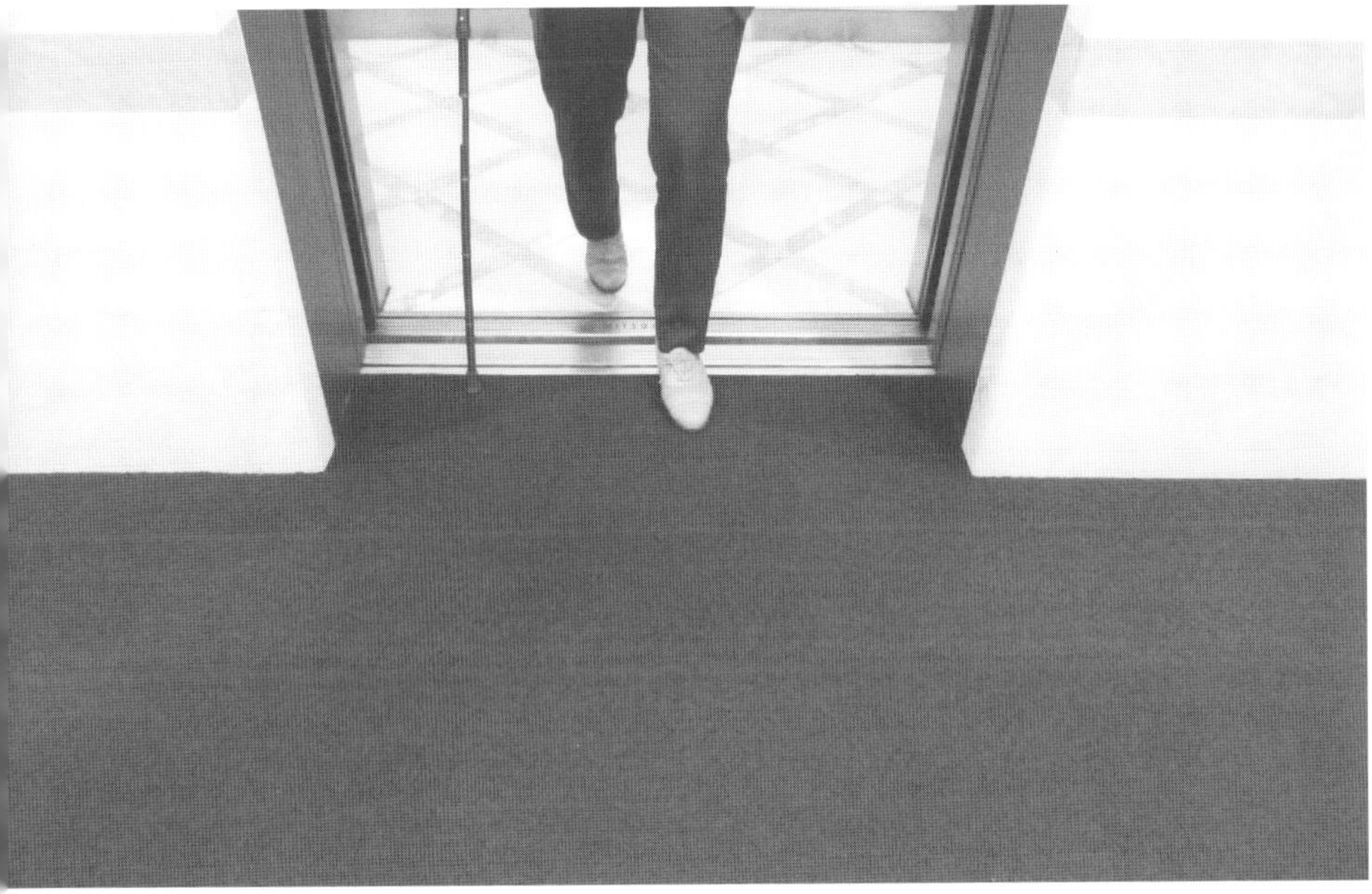

来院してエレベーターから19階ホールに踏み出す患者さん。
ホールからカーペット敷きにし、足の感触で他のフロアと区別できるようになっています。
床、壁の際をはっきり目立たせて、空間の形をわかりやすくしてあります。

目的地に着いた安心感を演出

高齢者や目の見えづらい方にとって、通院のための移動は、想像以上にストレスの多い行為です。その日の天候によっても状況が変化しますし、街や交通機関は、わかりにくいだけでなく、階段や段差も多くて、移動中はとても緊張しています。

お茶の水・井上眼科クリニックはＪＲ御茶ノ水駅前にあり、患者さんのほとんどが地下鉄やＪＲ等の交通機関を利用して来院します。患者さんの多くはまずオフィスビルの1階、あるいは地下鉄と連絡する地下1階のロビーに着き、エレベーターに乗って19階の受付に向かいます。このため患者さんにとっては、エレベーターの扉が開いて1歩踏み出した場所が、クリニックのエントランスということになります。

そこで、私はこのエレベーターホールのテーマを、緊張する移動で疲れた患者さんに、まず到着時の安心感を与えることにしたいと考えました。

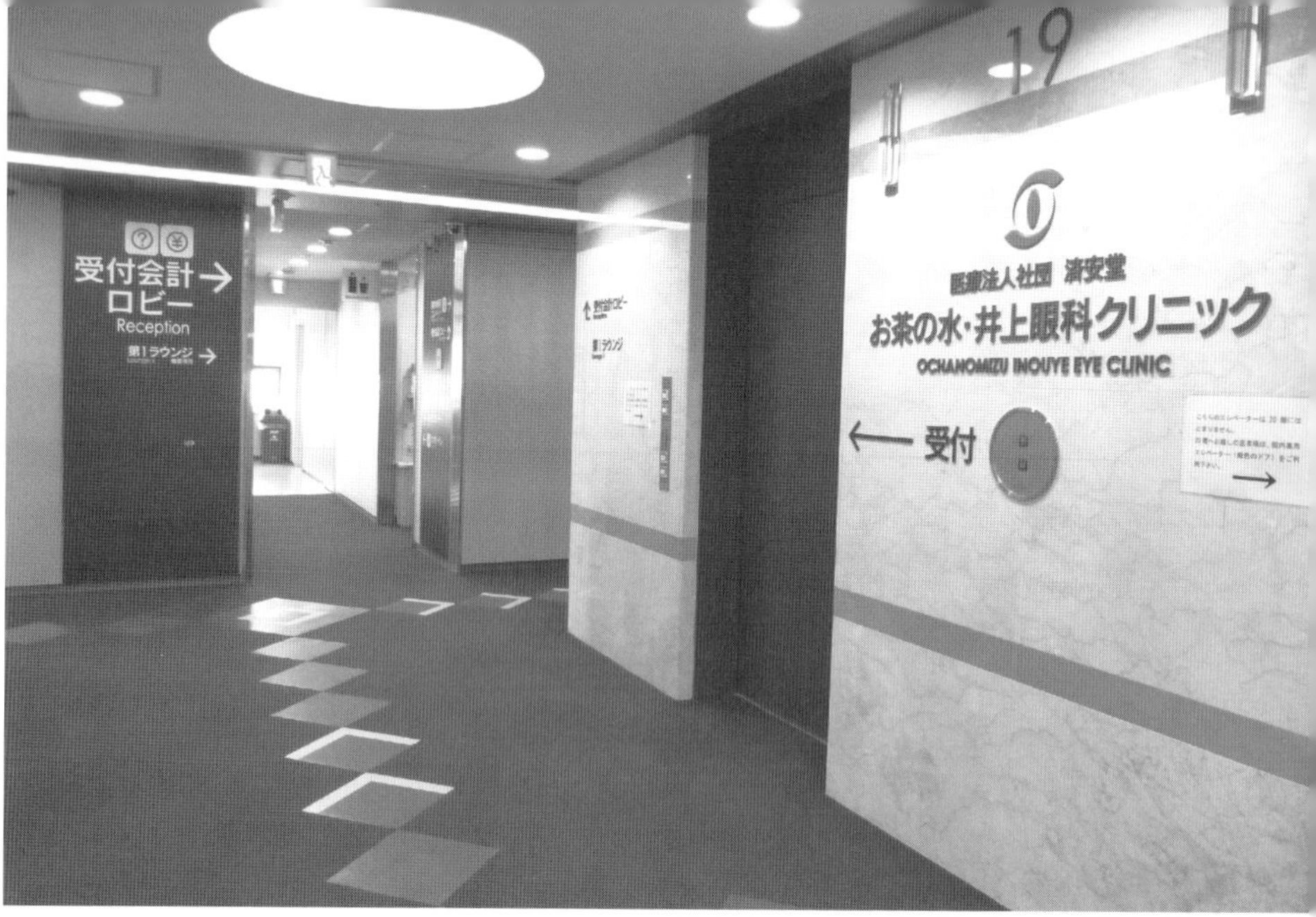

ダウンライトで照らされたエントランスの壁。
明るい印象を感じてもらうためには、空間全体を
照らすのではなく、壁を明るく照らします。

他のフロアとは全く違う雰囲気に

クリニックの受付は19階にあり、患者さんは4基のエレベーターを使って来院します。他のフロアはオフィスビル特有の事務所的なデザインです。

そこで、クリニックのエントランスは大きく雰囲気を変えて、たどり着いた患者さんが直感的に目的地に着いたことを感じられるようにデザインしました。床はカーペット、壁は大理石を使っています。照明にも配慮して、柔らかな空間を生み出しました。

柔らかな雰囲気を生み出す間接照明

天井には、まぶしさに弱い患者さんに配慮し、大きな円形の間接照明と、脇には壁を照らすダウンライトを設置しました。目が見えづらくぼんやりとしか感じられない患者さんも、その「光の色や強さ」「雰囲気」を感じ取ることはできます。家庭でも、エントランス空間全部を照らすのではなく、間接照明で壁を照らすことで明るさを生み出し、柔らかな感じを演出するこ

ポイント

- 到着を実感できるエントランス
- 間接照明でまぶしさを抑える
- 壁を照らして明るさ感を作る
- 足の感触で場所の特徴を伝える
- できる限り複数の感覚に訴える

とができるのではないでしょうか。

足裏でメッセージを伝える

エレベーターから1歩踏み出すと他の階の床とは違う、踏んだ感触のいいカーペットを院内全体に設置しています。

初めて来た人には「他の階とは違う雰囲気だ」と感じさせ、再訪者には「ここが目的地だ!」と伝えます。

複数の感覚に訴えて安心感を伝える

このように目的地でメッセージを出すのは表札や看板・サインだけではありません。目が見えづらいというマイナス面に着目するのではなく、その方たちが得意とする光の感覚や触覚などを用いて、おもてなしのメッセージを五感で受け取れるように工夫してみましょう。

はっきり見える方はもちろん、「見えづらさ」を抱える方に対しても「いらっしゃいませ!」という歓迎の気持ちを伝える工夫を仕込めるでしょう。

受付に向かう

複数の方法で次のアクションの誘導を

目的地の入口に到達した
その瞬間から必要になる次の情報
何をするのか？
まずどちらへ進めばいいのか？
だれにでも直感的に理解できる
シンプルな情報を伝えたい

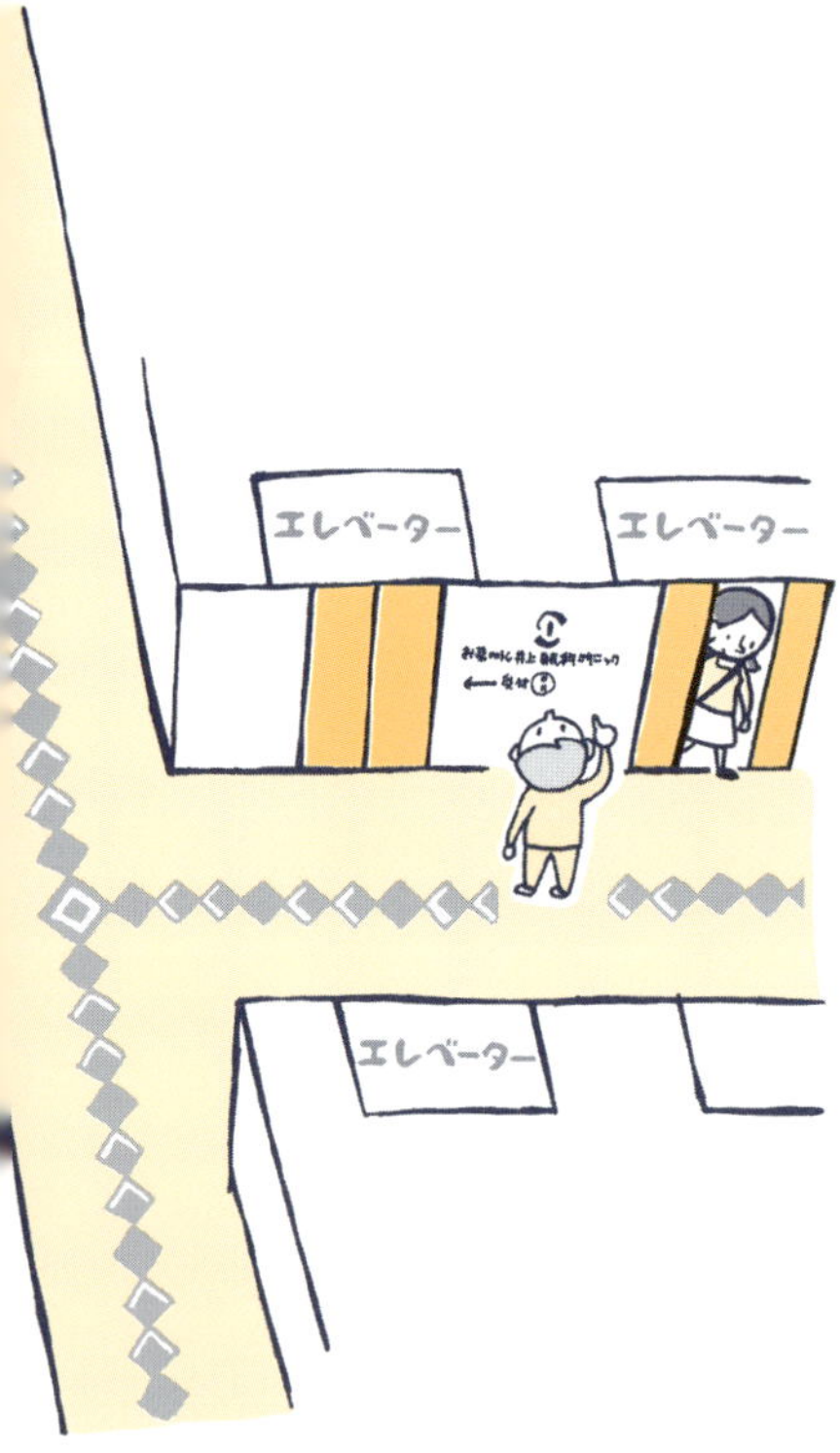

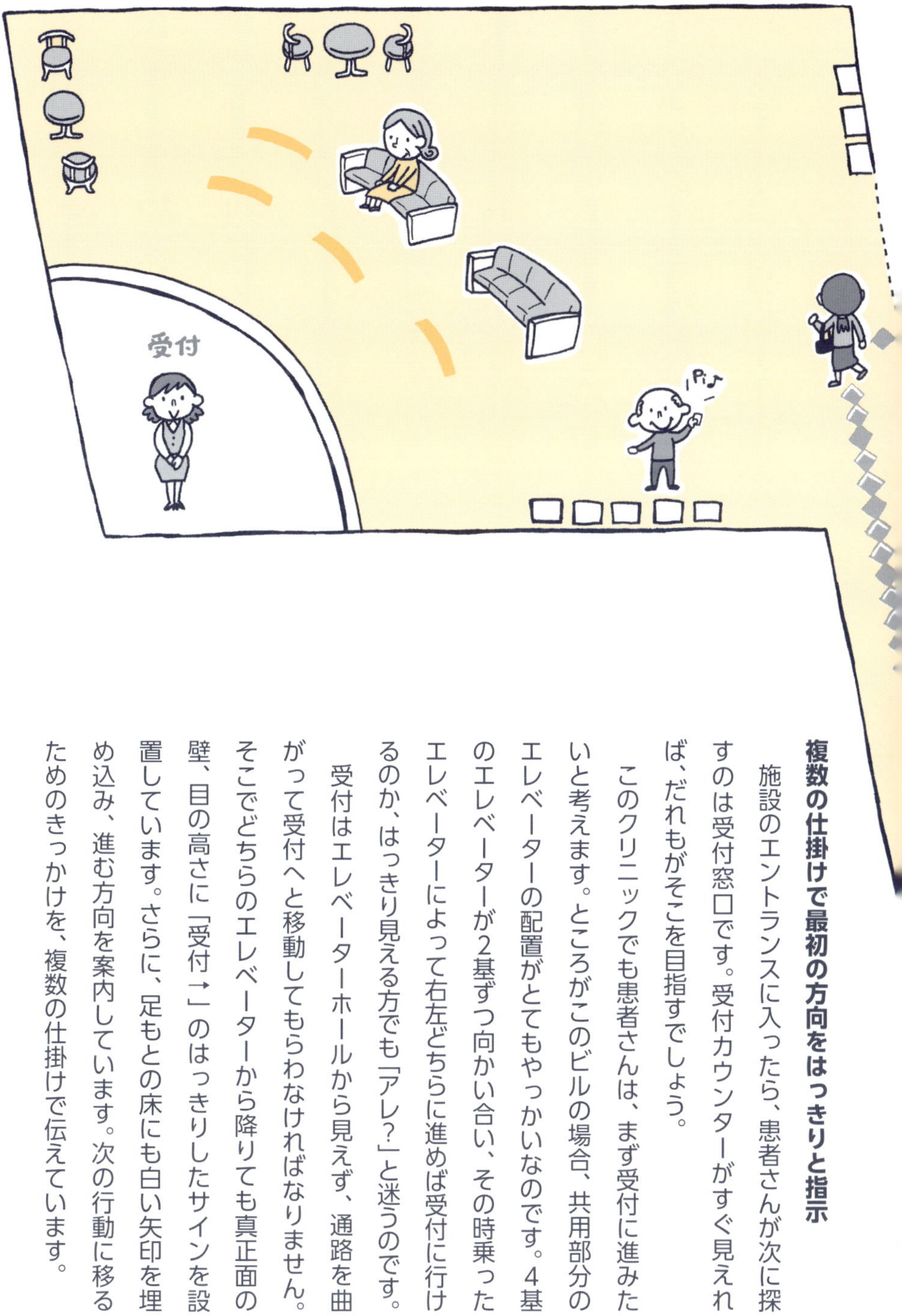

複数の仕掛けで最初の方向をはっきりと指示

施設のエントランスに入ったら、患者さんが次に探すのは受付窓口です。受付カウンターがすぐ見えれば、だれもがそこを目指すでしょう。

このクリニックでも患者さんは、まず受付に進みたいと考えます。ところがこのビルの場合、共用部分のエレベーターの配置がとてもやっかいなのです。４基のエレベーターが2基ずつ向かい合い、その時乗ったエレベーターによって右左どちらに進めば受付に行けるのか、はっきり見える方でも「アレ?」と迷うのです。

受付はエレベーターホールから見えず、通路を曲がって受付へと移動してもらわなければなりません。そこでどちらのエレベーターから降りても真正面の壁、目の高さに「受付→」のはっきりしたサインを設置しています。さらに、足もとの床にも白い矢印を埋め込み、進む方向を案内しています。次の行動に移るためのきっかけを、複数の仕掛けで伝えています。

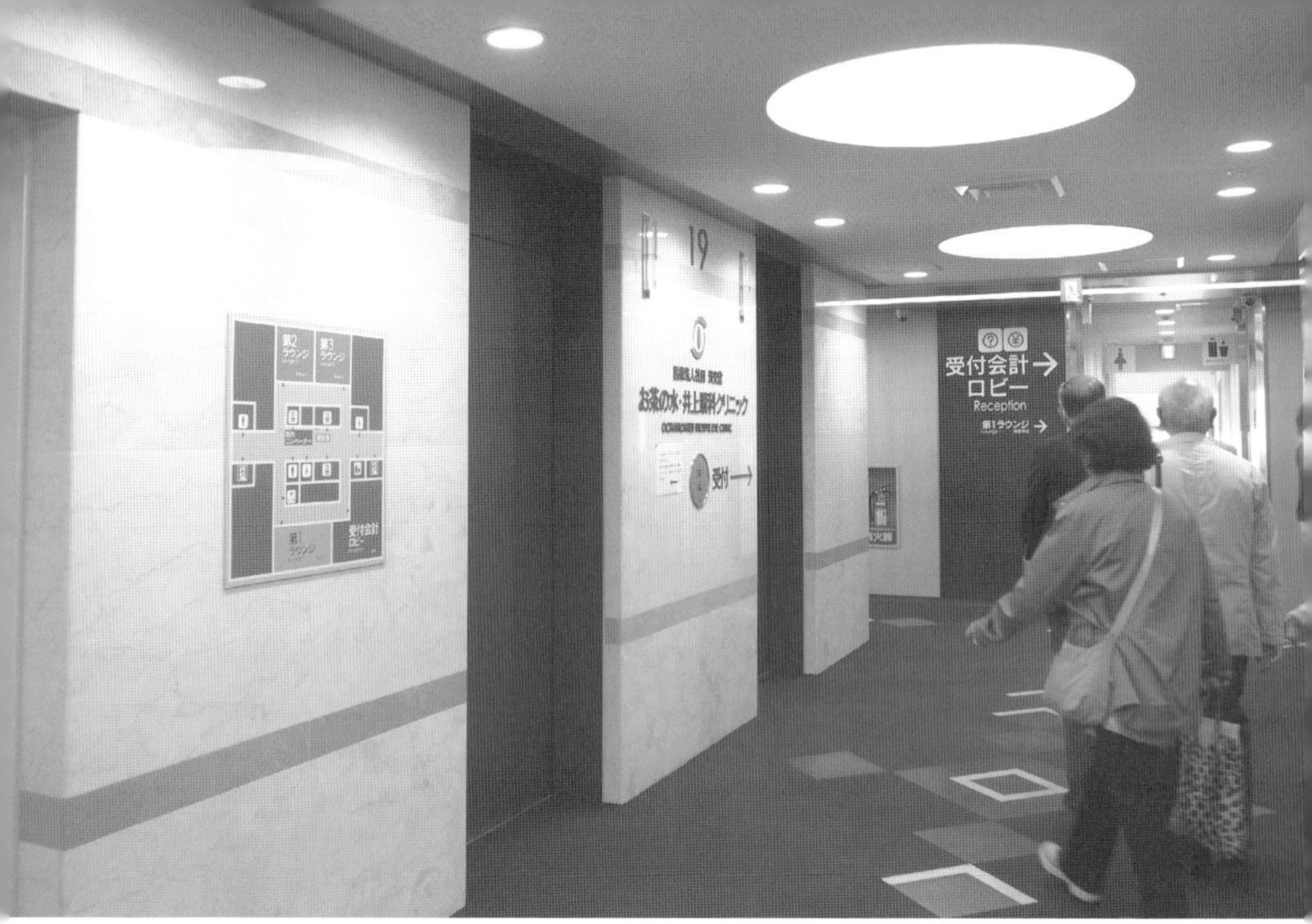

複数の矢印表示と人の流れに誘導され、自然に、自信を持って正しい方向へ進めます。

人の流れも誘導のツール

患者さんがエレベーターを降り、まず矢印に沿って体を向けると、特に大きな文字で書かれた「受付→」のサインが目の前に現れ、誘導を促します。

ただ、これらの案内サインにも気づきにくい視野の狭い方もいるので、開院当初はエレベーターホールに案内係を配置し、移動できずに立ち止まっている患者さんを積極的に誘導していました。

しばらくすると、患者さんたちがこの場に慣れてきて、スムーズに受付の方に進むようになりました。このように自然に生まれた「人の流れ」は、初めて来る方や見えづらい方にとって最も安心な誘導サインとなり、やがて常駐の案内係は不要になりました。

エントランスでは、利用している方が次の行動に確信をもてることが大切です。人の流れも含めて、できるだけはっきりと伝わるサインをデザインの一部として組み込んでいきましょう。

ポイント

- 複数のサインで認知性を高める
- 施設デザインと人の対応両輪で誘導徹底
- 「人の流れ」も誘導のサイン
- 次の行動に自信がつく誘導を

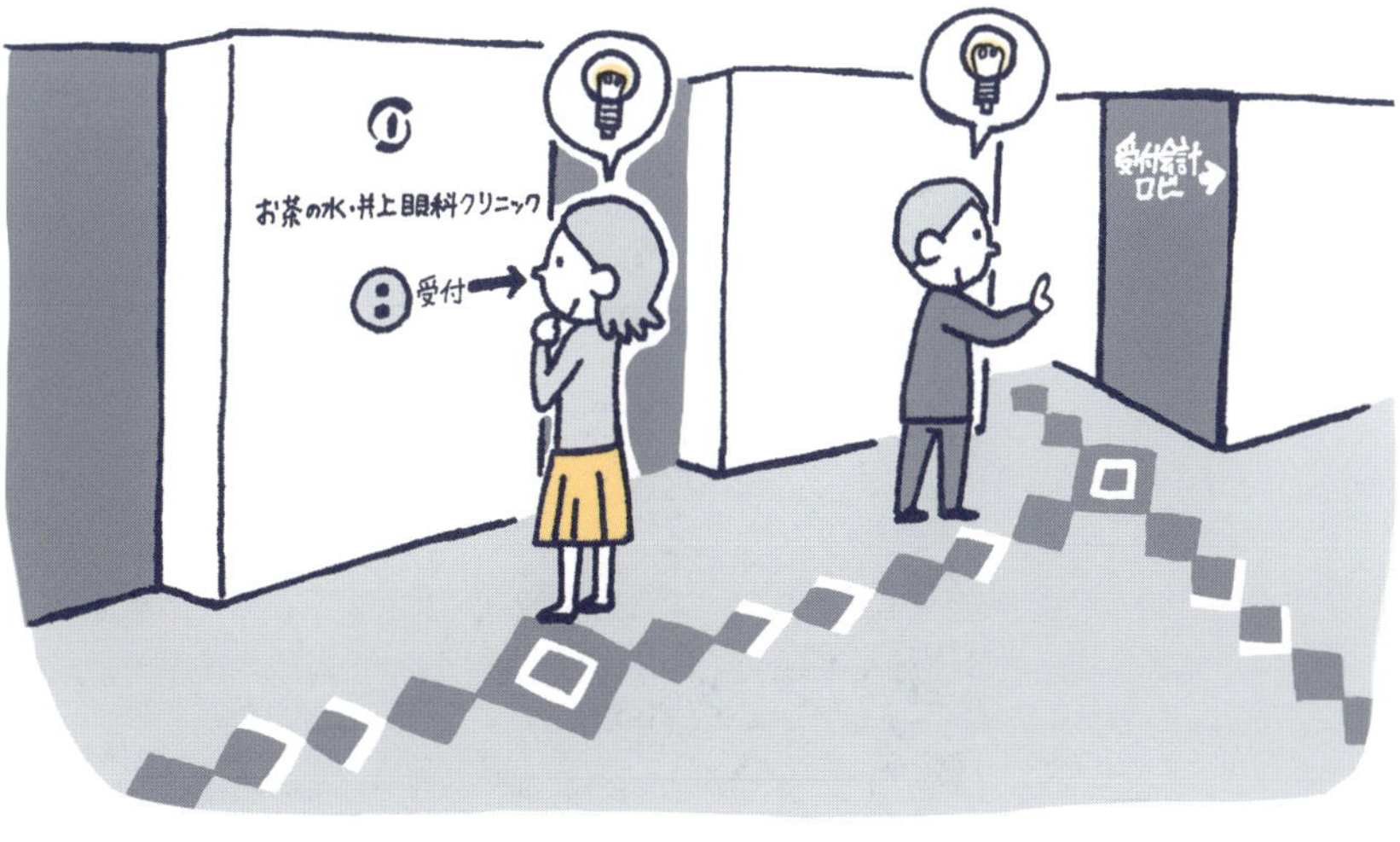

院内を動く

シンプル&規則的な動線計画を

動線がシンプルなら、人の流れはスムーズ
訪れる患者さんが
院内をリラックスして使えるように
1度に多くの情報を押し付けない
ひとつ終わって進むと
次の行動が見えてくる

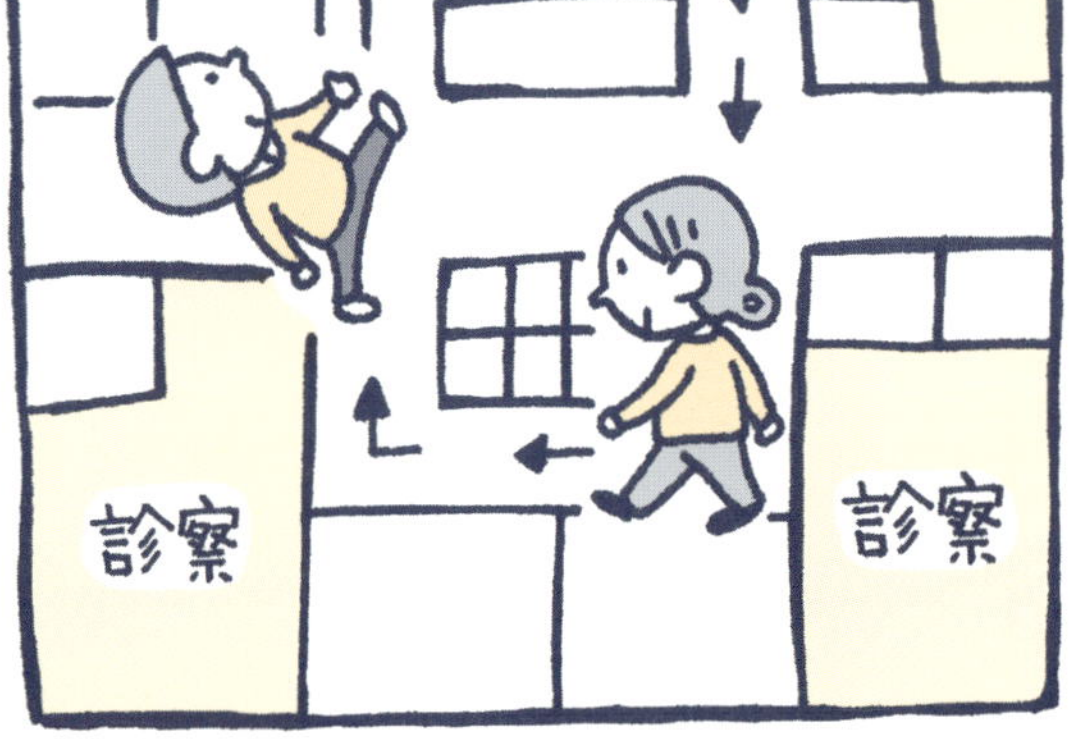

19階

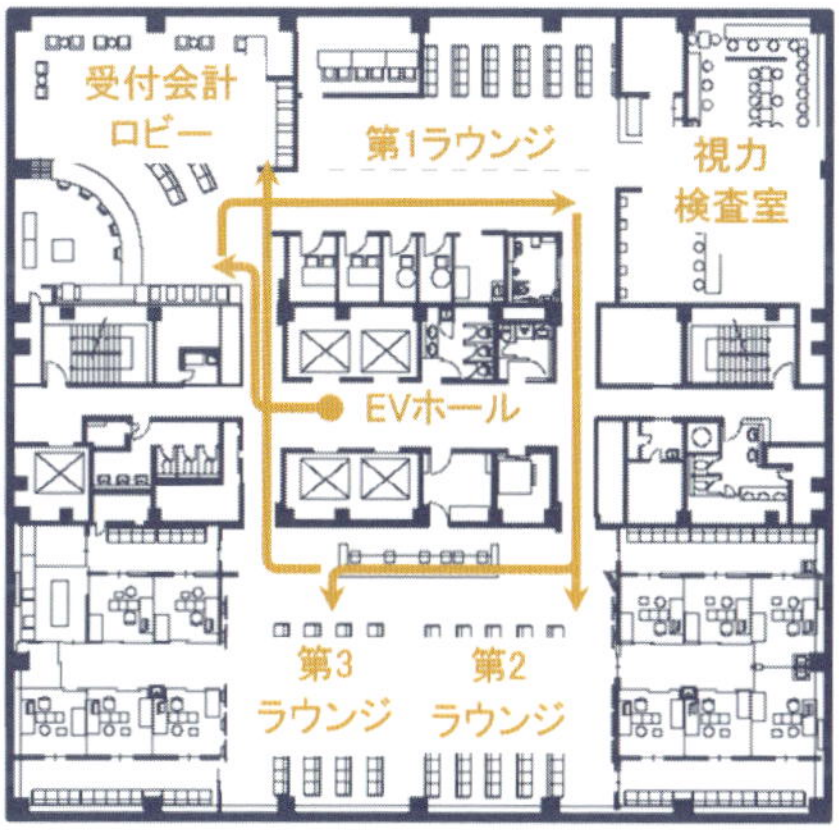

20階

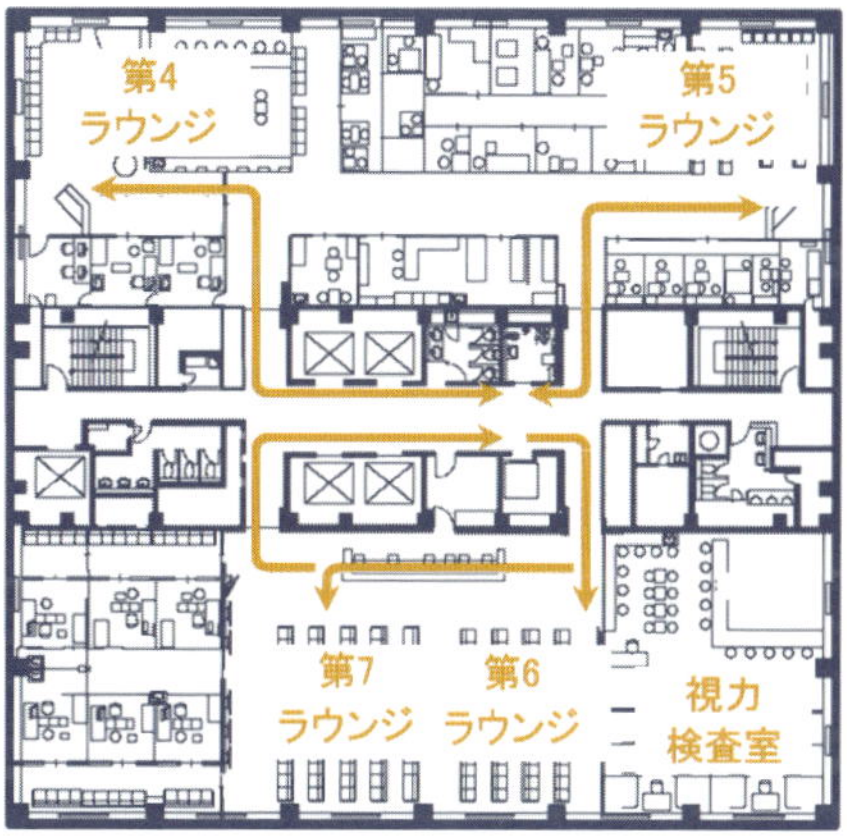

19階は時計回りの主動線で、ぶつかり合うエラーを極力防いでいます。専門外来の20階も、半分がエレベーターを起点とした時計回りで、半分は目的地をシンプルに誘導する動線計画です。

シンプルで規則性のある動線計画

病院に行くと検査室は？　会計は？　と案内サインを探しながら迷うことって多いですね。ここは、1日千人もの患者さんが訪れるクリニックです。でも動線がシンプルなため、迷う方はあまりいません。

院内マップを見れば、主動線が明快なことは一目瞭然。エレベーター部分を中心に取り囲んだクリニックは、受付からそのまま通路を時計回りに移動さえすれば、受付、検査室、待合、診察室、会計とだれもが自然に誘導されます。1つ進むと、必ず次の場所へのサインが出てきます。主動線は一方通行を原則とし、患者さん同士がぶつかる可能性を極力減らします。

把握しやすい全体構造と、通路のルールにすれば、見えづらい方にも安心感をもってもらえます。

施設などでも動線を見直し、わかりやすく秩序をもたせれば、多くの患者さんが一人で行動するのを助けることができます。

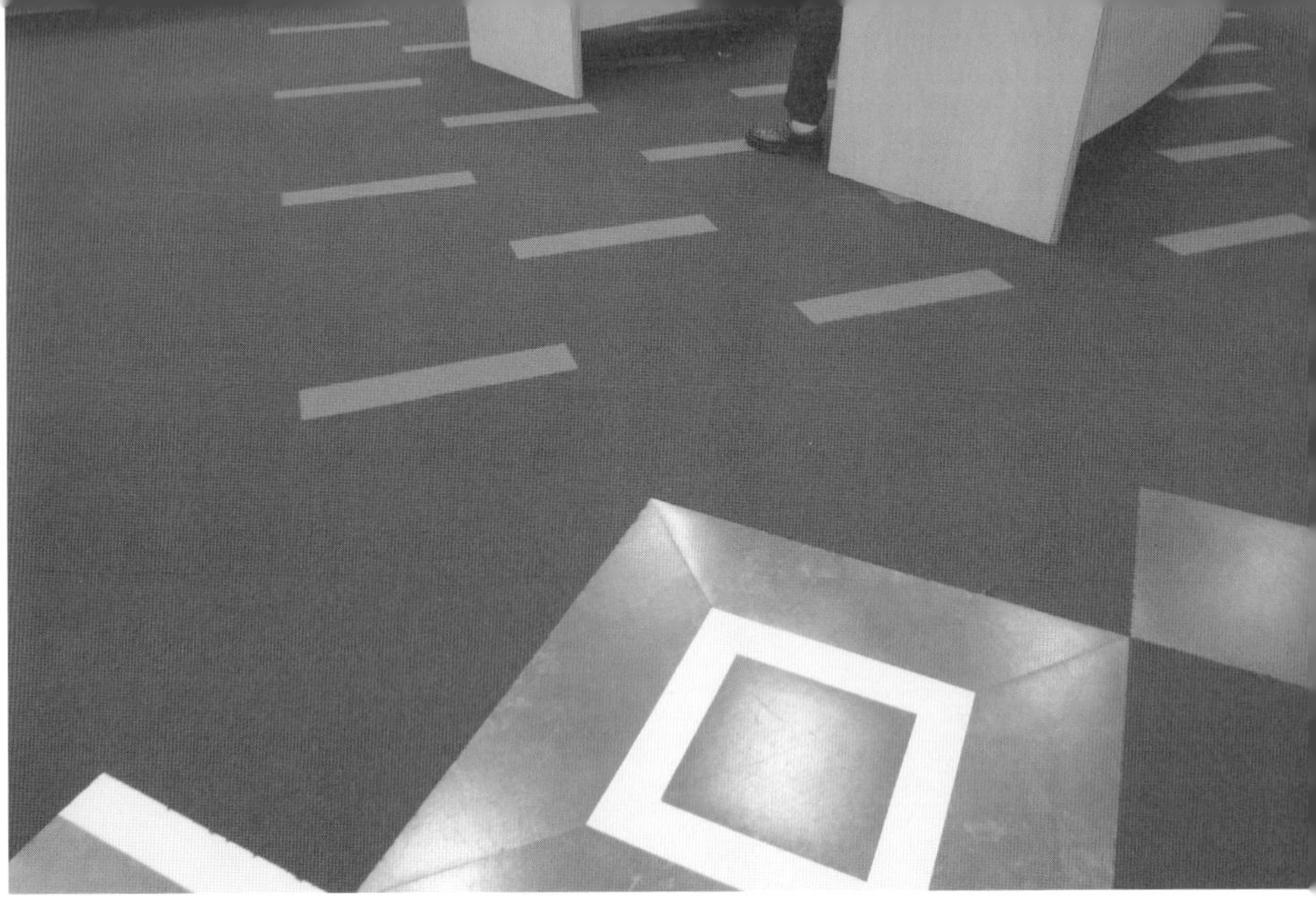

床の長方形のモザイクパターンが示す空間カラー（140・141 ページ参照）。
モザイクが出てくると空間が変わったことがわかります。
でも、段差には見えません。

情報を最低限に絞り込む

行き先を確認するための院内マップは、患者さんご自身が向かう場所に限定して表記しています。不要な記載は全くなく、情報量が少ないので「自分の行くべき場所」が格段に見つけやすいのです。

検査はグリーン、診察はオレンジというように、空間にテーマカラーを設けて床を色分けする方法は公共の場所でよく見かけます。しかし、見えづらい患者さんは、歩行中突然に床の色が変わると、色の切り替わり部分が段差のように見えてしまう方もいて実は危険です。そこで、院内の床全体は濃いグレーで統一し、テーマカラーを長方形のモザイク貼りにしました。こうすれば段差には見えません。危険を避けながら空間を色分けするアイデアです。

目の見えづらい方の特性に合わせて情報の発信方法を工夫すれば、理解や記憶がたやすくなり、施設等の環境も快適になっていくでしょう。

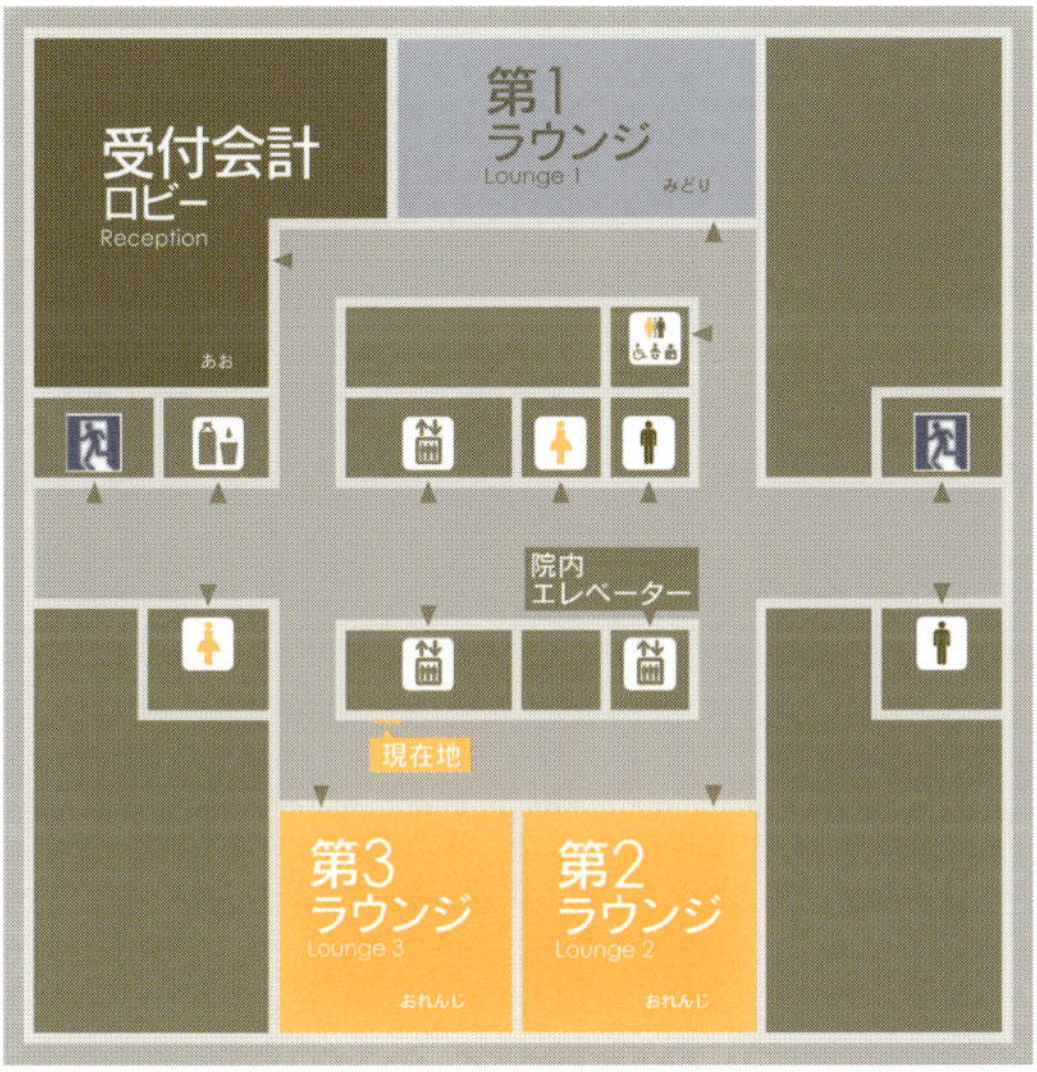

空間のテーマカラーとリンクしたマップ（139・141ページ参照）。文字情報は自分で出向く必要があるラウンジと受付会計ロビーのみ、絵の情報（ピクトグラム）も必要最小限に絞り込まれています。

ポイント

- シンプルな動線を作る
- 構造が覚えやすいと動きやすい
- 情報を絞り込むとわかりやすい
- 原則一方通行にして衝突防止
- 空間とマップを色で秩序化
- 床のパターンにも気を配る

障害物をよける

失敗が起こりにくく、リカバリーしやすい環境

高齢者や目の見えづらい人が
危険な目に遭わず
失敗が起きないように環境を整えたい
それと同じくらい大切にしたいのが
失敗しても自力でリカバリーできること
デザインの力で、人の尊厳を保ちたい

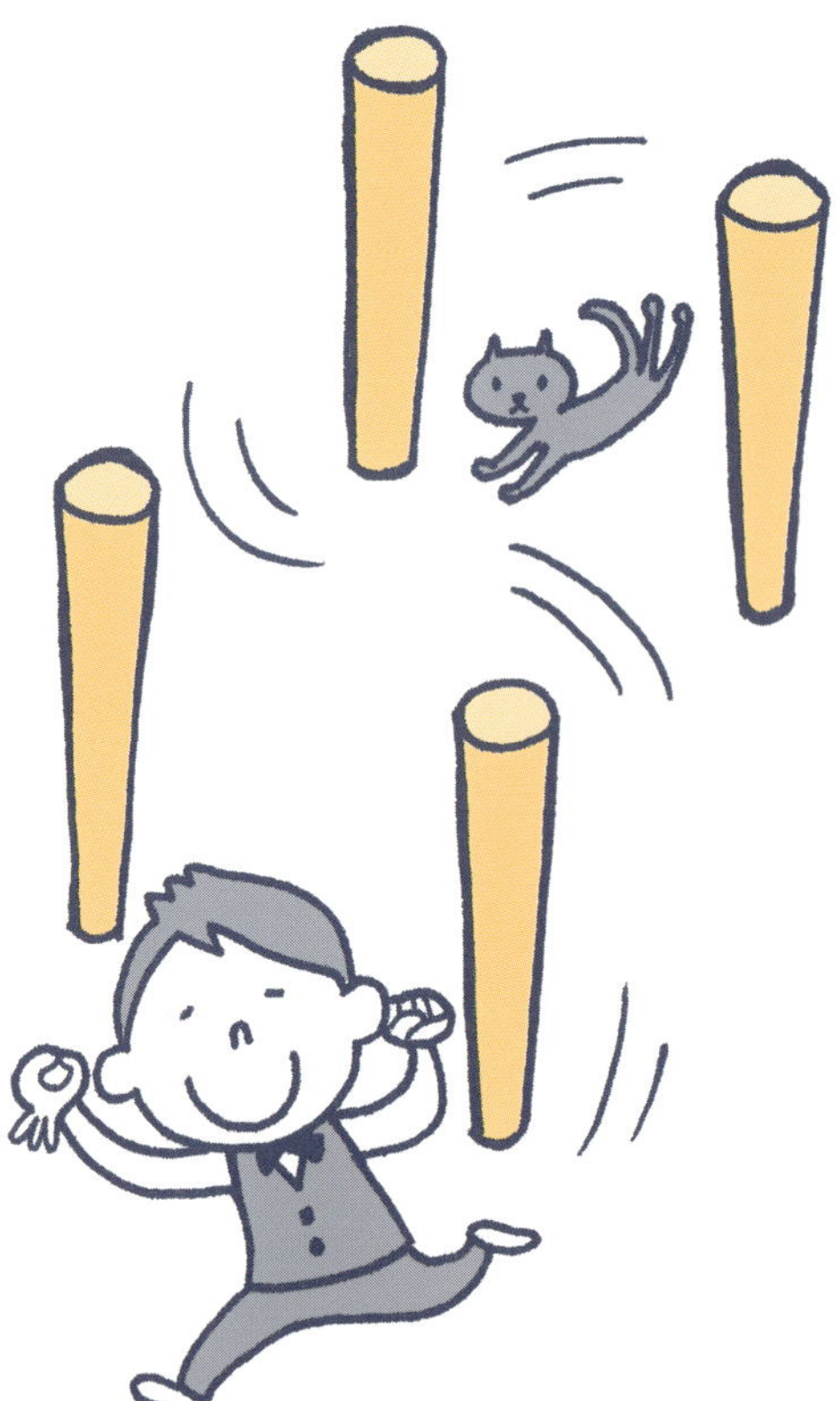

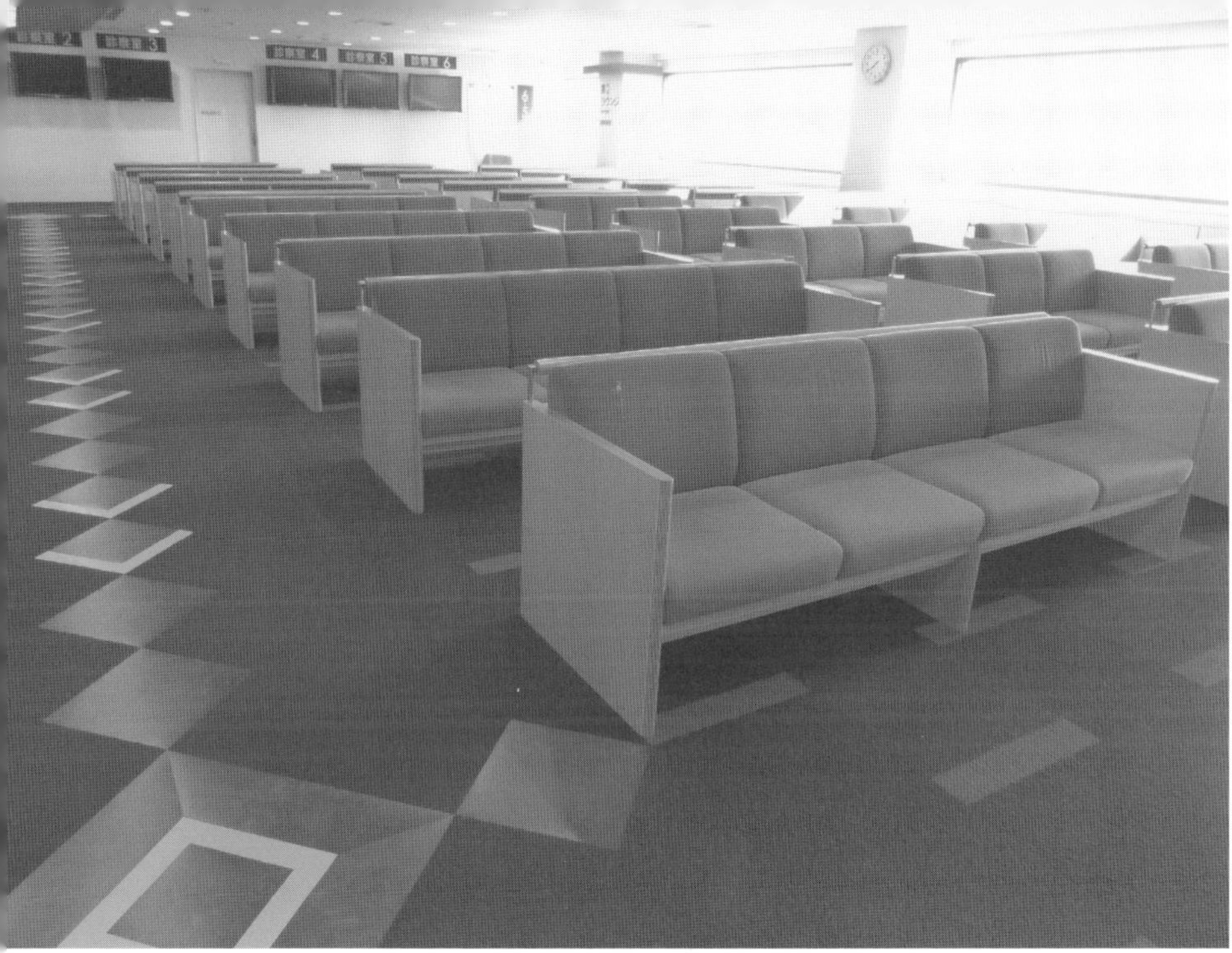

障害物や仕切りのない空間で、ぶつかりや見えづらさを防ぎます。

あらかじめ失敗の少ない空間を作る

第2章でご紹介したように、目が見えづらい方の中にもロービジョンや視野の欠損などさまざまな状態の方がいます。インテリアデザインでこれらの困難のすべてを解決することは難しいものです。

しかし、「見えづらさ」について理解した上で空間や家具のサイズ、形状、色などを工夫して、少しでも使いやすい環境に整えるお手伝いは可能です。

まず患者さんの安全を第一に考えた結果、このクリニックは、壁や仕切りといった障害物がとても少ない環境にデザインされています。

このように高齢者や目の見えづらい方がものにぶつかったり、つまずいて転倒したりしないよう、あらかじめ危険を回避するデザインにすることはもちろんですが、それに加えて大事にしたいのは、もし何か失敗しても自力でリカバリーできるための配慮です。

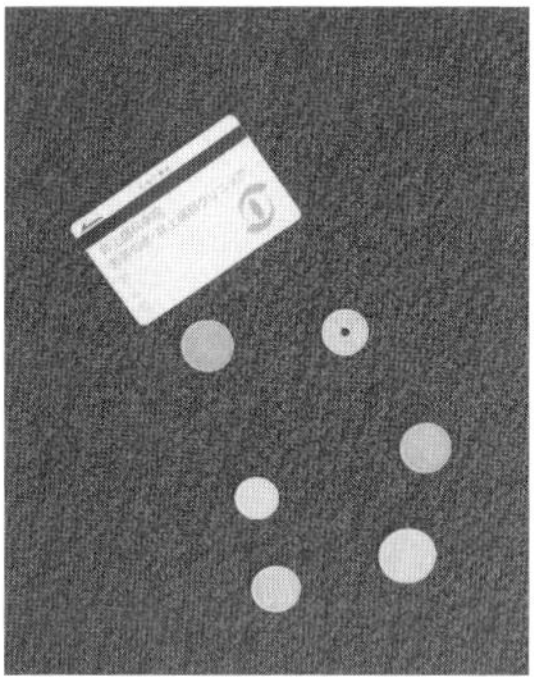

お金や診察券が落ちても
見やすい床の色。

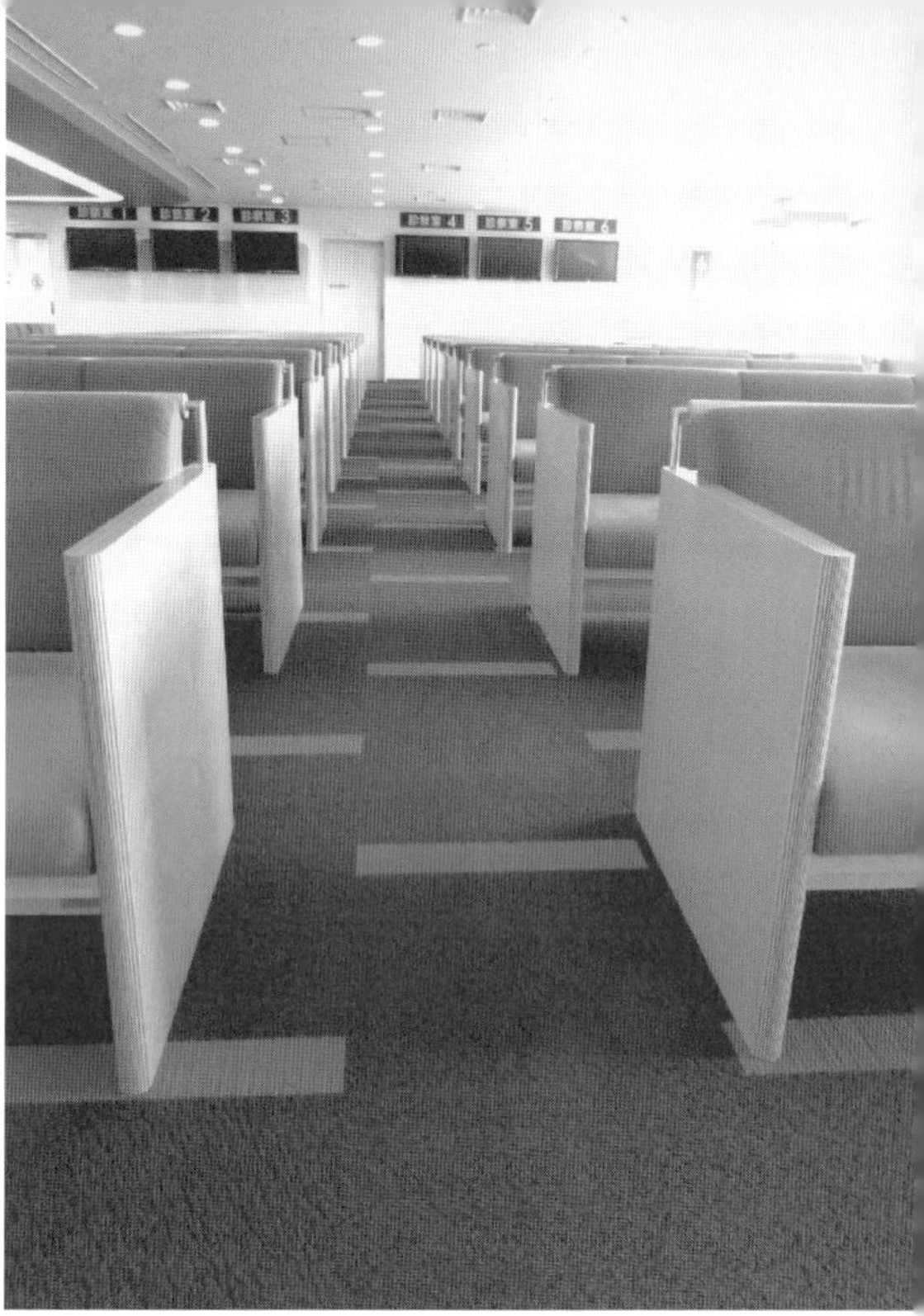

通路がはっきり見える待合の配色。
床の濃い色のカーペットに対して、
待合チェアの背面・側面はすべて明
るい色になっているため、通路部分
との境界が明確です。

色のコントラストで空間を際立たせる

面積の一番大きい床は濃いグレーのカーペットで統一しました。これに対し、垂直に立ち上がる壁や待合チェアの側面パネルなど、通路に接する「障害物」はすべて明るいカラーにしました。これにより床と障害物に明度差が生まれ、コントラストがはっきりして空間の形や大きさがわかりやすくなっています。

人の視線を可視化・計測できるアイマークレコーダーという測定機器があります。オープン後にこれを使い調査したところ、ロービジョンの患者さんは移動する際に明るい待合チェアの側面パネルと濃い色の床の境目を目印にしながら歩行していることが確認されました。つまり、色の明るさのコントラスト（明度差）を頼りに障害物の前で立ち止まり、それを避けながら歩くことができるのだということがわかります。

このようにものとものの境界にはっきりとしたコントラストをつけると、衝突というエラーを防げます。

ポイント

- 失敗しづらい環境作り
- 障害物はコントラストで示す
- 落下物を見つけやすい色設定
- リカバリーできれば不安も軽減

失敗も自分でリカバリー

エラーを防ぐと同時に、ちょっとしたエラーが起きた時に自力でリカバリーできることが大事です。カーペットは仮に転倒してもケガをしないように、柔らかく弾力があります。

また、例えば見えづらい方にとっては、うっかりお金やものを床に落としてしまうのは一大事です。できることなら他人の手を煩わせずにさっと拾って自分の失敗をリカバリーしたいと思うはず。こんな時にも濃色の無地の床が手助けしてくれます。色の明るいお金や診察券は床から浮かび上がって見えるので、自分でどこに手を伸ばせばよいかわかりやすいのです。

障がいの有無に限らずだれでもエラーはつきものです。しかし、それを防ぐようさりげなく配慮された環境なら、だれもがもっと暮らしやすくなります。リカバリーが簡単にできることで不安な気持ちを減らし、行動にも自信をもっていただきたいのです。

歩いて移動する①

複数の感覚に訴える豊かな誘導メッセージ

床面の素材を捉える足裏の触覚
反響する音を捉える聴覚
反射するわずかな光を捉える感受性
「こちらです」と誘導するために
通路内にちりばめられた
たくさんのヒント

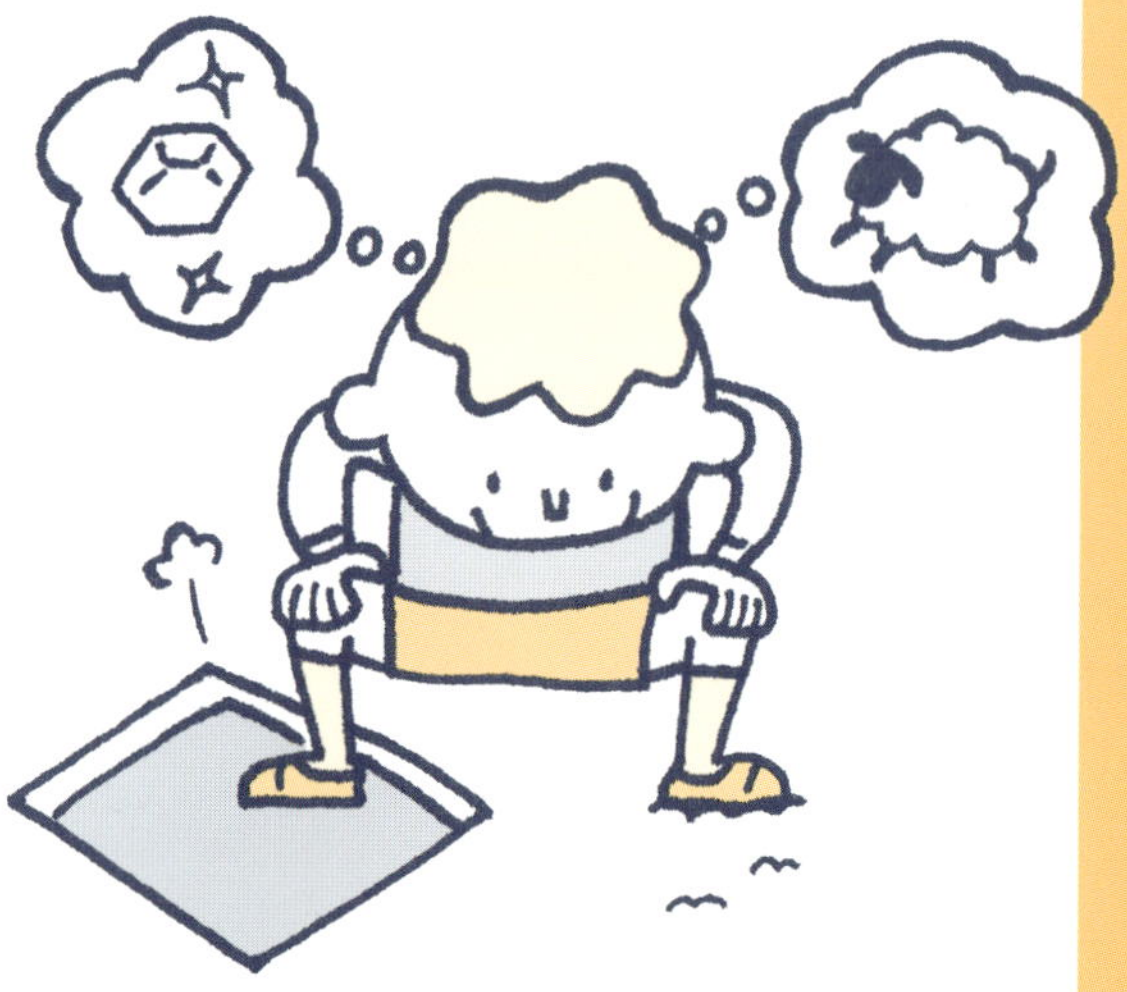

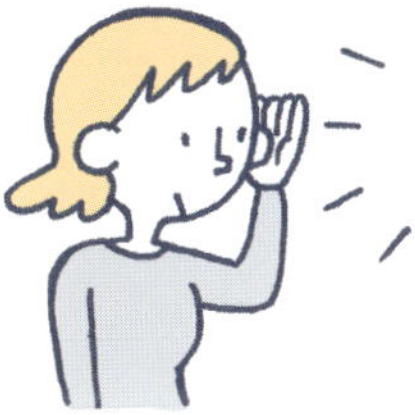

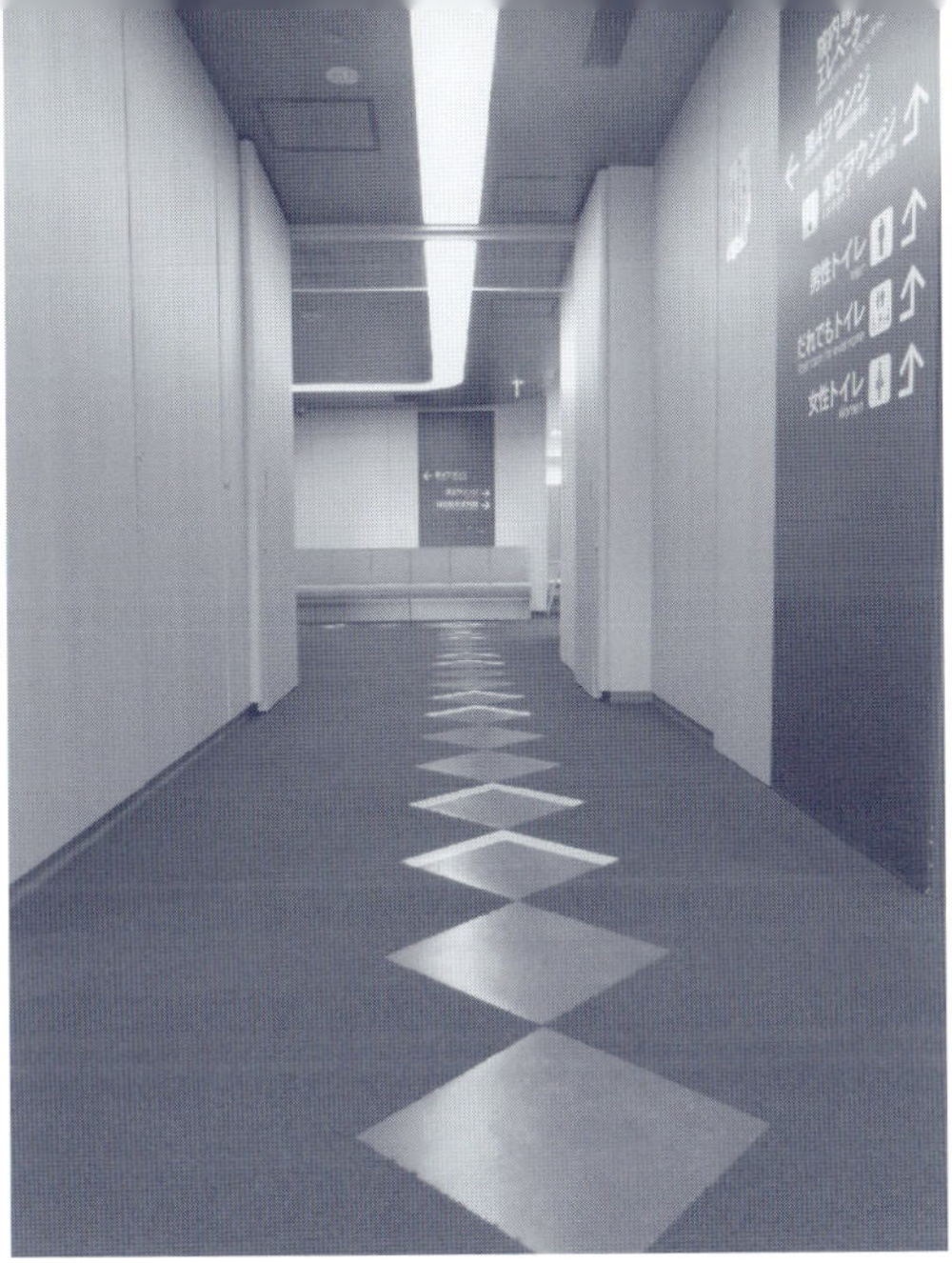

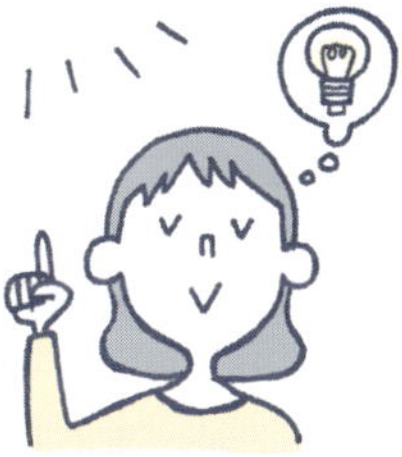

低い天井による反響の具合が、ここが「通路」であることを伝え、ライン照明が通路を示すタイルを浮かび上がらせ、2辺の白いラインが矢印となって「進行方向」を伝えています。

独自の感覚を尊重してデザイン

人間は外部からの情報の約8割を視覚から得ているといわれています。試しに、目を閉じて歩いてみましょう。歩く先に何があるのかとても不安で、よく知っている自分の部屋でも前に進めないはずです。

私はクリニック設計のために視覚に困難を抱える多くの当事者の皆さんと話す機会を得ました。そして、見えづらさを抱えて生活を送る方の多くが、視覚以外のさまざまな感覚器官を利用し、独自に開発して日常生活を営んでいることを知りました。

当初は困難を抱える方が「できないこと」について、つい「対策」としてのデザインを考えてしまいましたが、一人ひとりとお話をするうちに、困難を抱えている皆さんが実にさまざまな感覚を駆使して生活していることに気づきました。そしてそれらの感覚に届けるデザインをしたいと考えるようになりました。移動を支援するための通路は、その思いを結集した場所です。

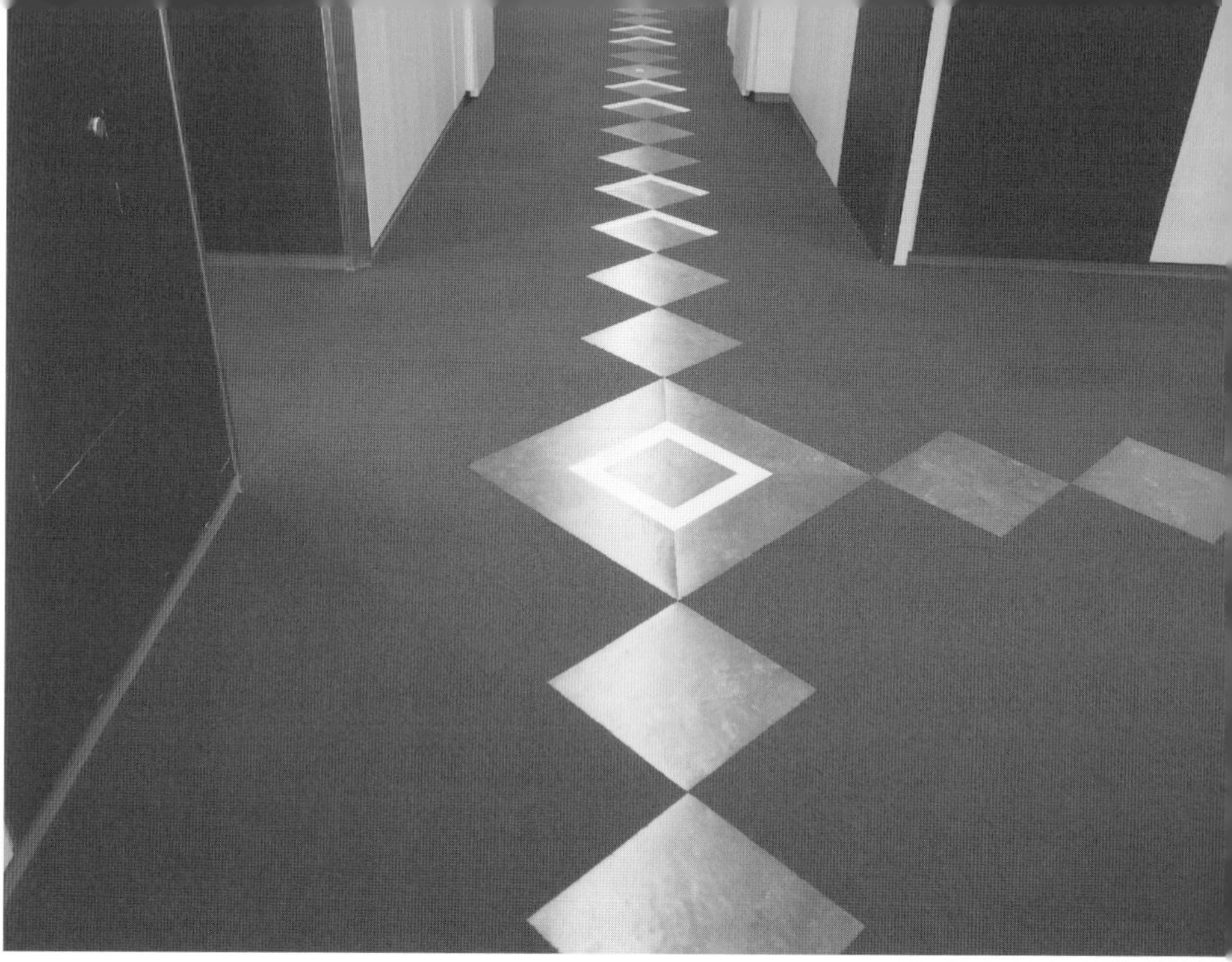

柔らかいカーペットとつるつるのタイル。
この質感の差が、感触に敏感な人たちへ「通路」というメッセージを送ります。

素材感の違いで通路をデザインする

この一見何気ない通路には、目の見えづらい方だけが敏感に感じ取れる複数の工夫が仕込まれています。

「ここが通路です」と確信してもらうために、まず見えづらい方が敏感な足底の感触を生かすことを考えました。フロア全体に敷いたカーペットを通路の中央部分だけくりぬき、そこに市販のタイルを連続的に埋め込みました。弾力性があり柔らかい感触のカーペットと、つるつる&カチカチな感触の硬いタイルは、足裏の触感も靴や杖の音も違います。感触や音の違いで通路であることを伝える工夫です。

タイルには進む方向を示す白い矢印が示され、分岐点には白の四角いマークがついています。

天井にはライン照明が通路に沿って設置されています。カーペットは光を吸収し、タイルは光を反射するので、タイルに反射した光の動線が浮かび上がります。

ポイント

- 視覚以外の感覚で誘導する
- 素材感の違いで誘導を促す
- 動線を反射光で伝える
- 反射音の違いで場所を伝える
- 今ある視力にも、的確に訴える
- 違いを個性と捉え尊重する

「違い」を「個性」と捉えるデザイン

通路部分の天井は他の部分より低くしてあります。見えづらい患者さんの多くは音に非常に敏感です。空間の反響音の変化でここが「立ち止まる場所ではなく通路」だとキャッチできる仕掛けになっています。視覚に頼っている人には見落としてしまう感覚かもしれません。

このように、患者さんのむしろ敏感な感覚を活用することで、移動のストレスを減らすことができます。患者さんはその意味で「視覚弱者」ではなく、複数感覚を使いこなすユニークな能力をもった人々にほかなりません。

ただし、患者さんの見え方には、さまざまな状態があります。また、利用する視覚以外の感覚やその方法も、各人異なるはずです。このため1つの方法が全員に有効というわけではありません。各施設でその利用者が使うかもしれない複数の感覚に対して、実現可能な配慮をデザインの中に少しずつ組み込んでみましょう。

歩いて移動する②

専用品を使わず、だれもが公平に

院内の通路は、お年寄りも、車いすの人も、
子どもも、妊婦さんも、みんな通るから、
視覚障害者のためだけの
点字ブロックによる凹凸はなくしたい
だれもが安全に移動できるように
快適さをみんなで分け合いたい

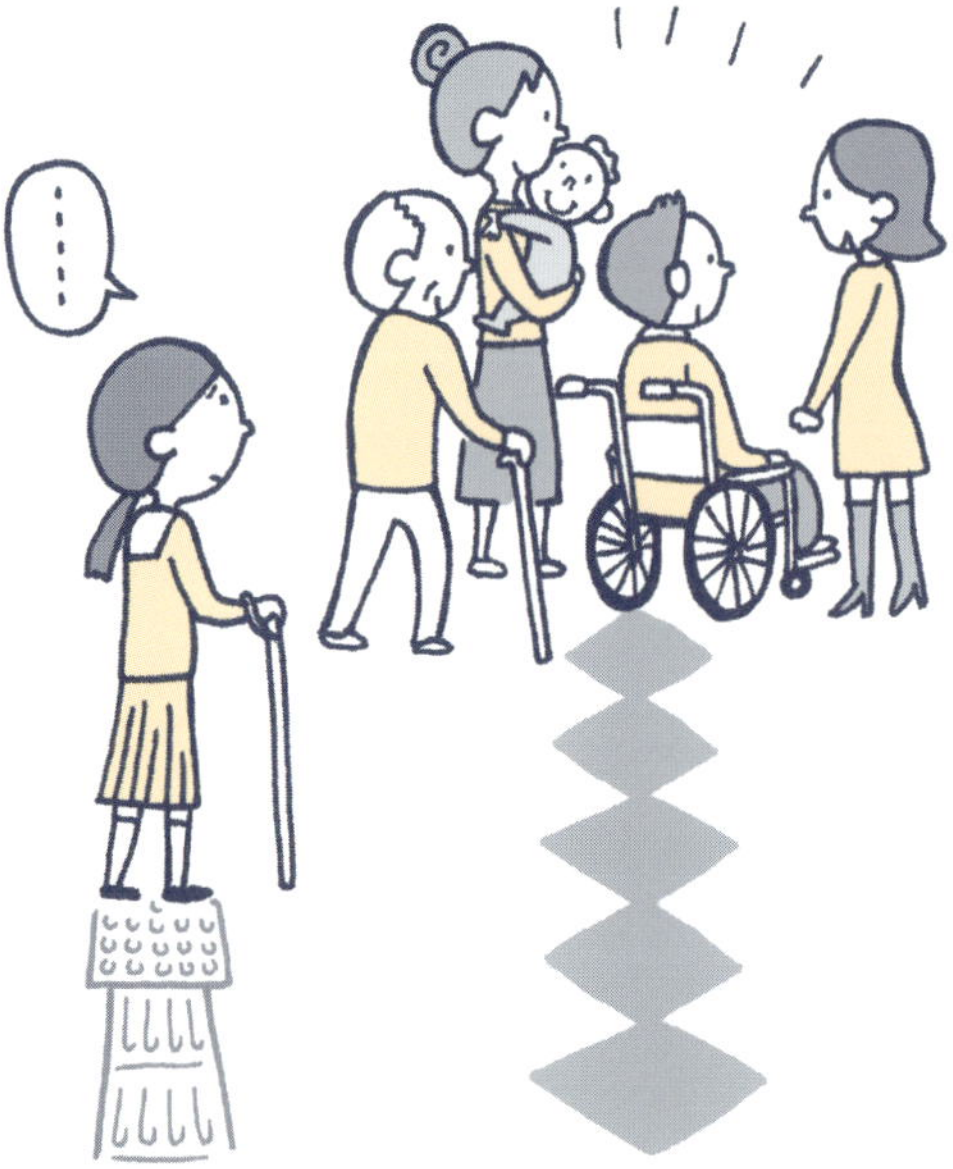

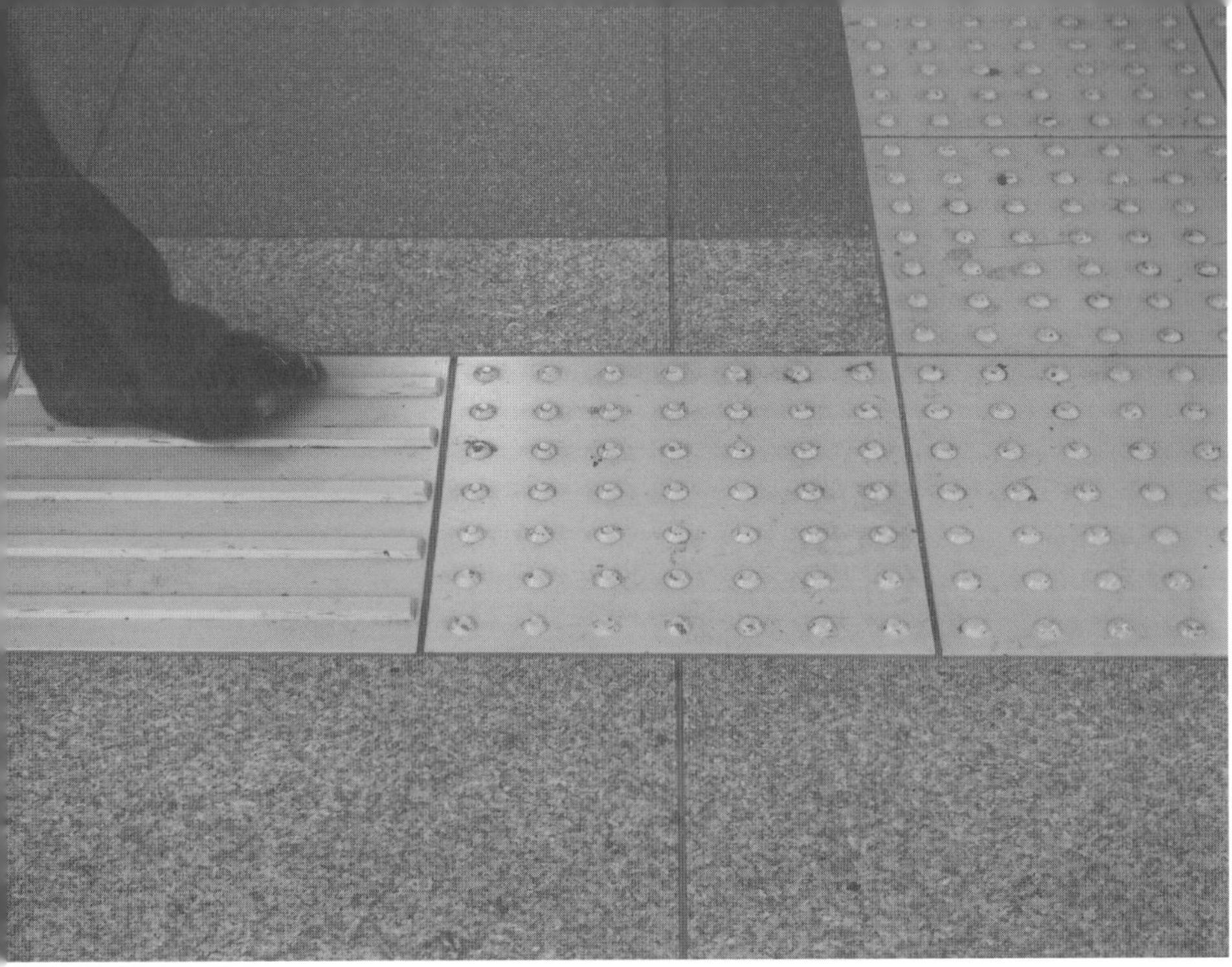

点字ブロックは凹凸が激しく、高齢者やベビーカーを使う人など、見えづらい方以外の人にも優しいとはいえません。

専用品を使わない

最近は屋外だけでなく、屋内にも視覚障害者誘導用ブロック（点字ブロック）が敷かれている施設が増えています。目の見えづらい方が一人で移動できるための配慮です。一般の方も凹凸のある点字ブロックが「視覚障害者用」だと知っています。

確かに必要な配慮ではあるのですが、点字ブロックには5㎜の凹凸があって、子どもや高齢者がつまずいたり、車いすの人、ベビーカーを押す人に大きな振動を与えたり、ハイヒールを履いた方にとっては足をひねって挫く危険があります。

これについて、視覚に困難を抱えるある女性は、「私たちに便利でも、ほかの人に不便だったり危険だったりするのはつらいことです」と話します。

そこで私は、クリニックのデザインにあたり、通路に点字ブロックは使わないことをまず決めました。

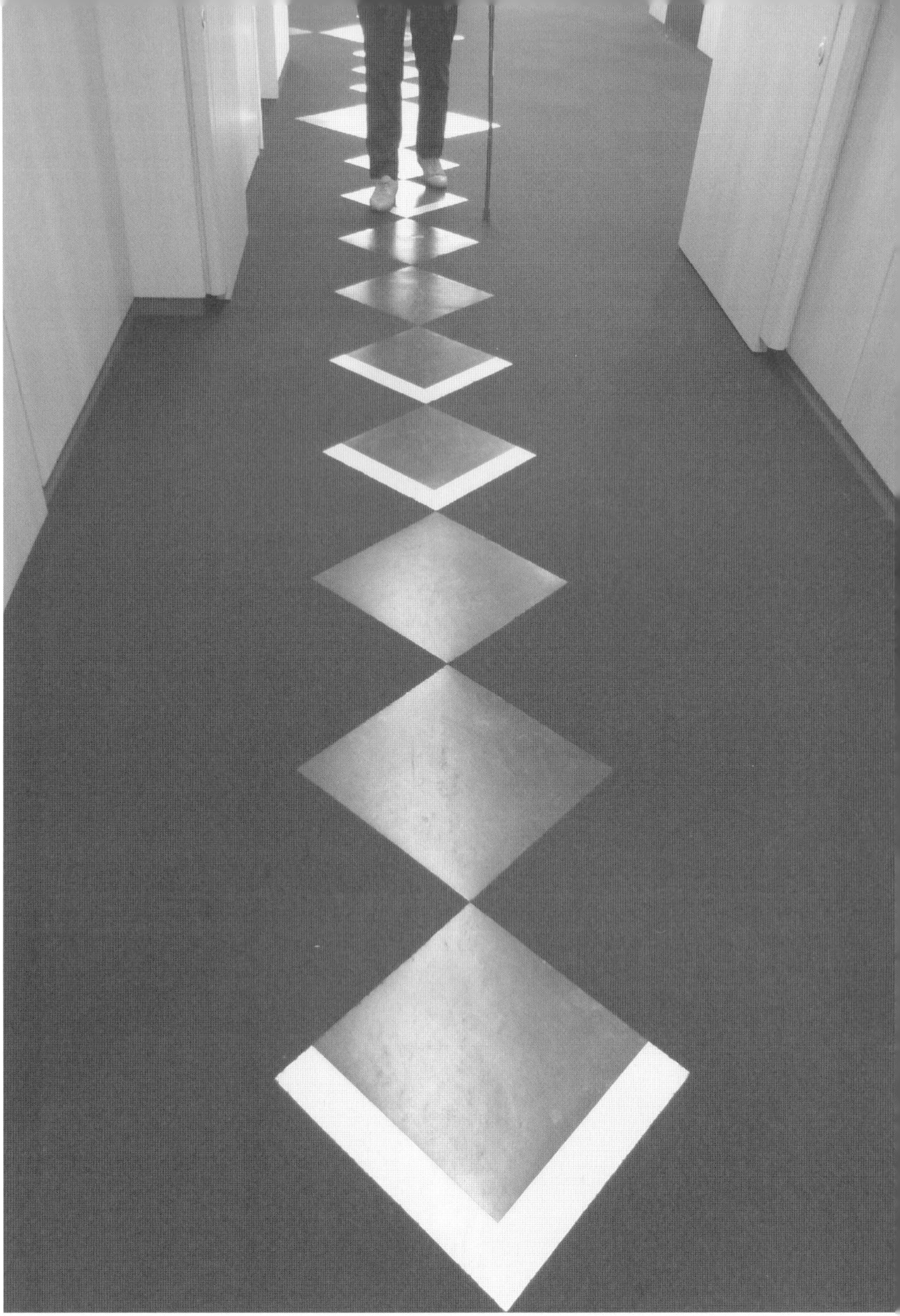

カーペットを菱形にくりぬき、同形のビニールタイルをはめ込み、下地に接着してあるので、
床はすべて平らです。見えづらい方はもちろん、だれにでも歩きやすい環境です。

ポイント

- **「特別扱い」されるのは苦痛**
- **「専用品」で不便になる人も**
- **点字ブロックを使わない**
- **突起がないからだれもが快適**
- **気づかれない便利さを仕込む**

気づかれないことも成功のうち

入居前、この階のフロアは配線のために床が5㎝高くなっていて、エレベーターホールとの境にはスロープが設置されていました。しかし、このスロープは、見えづらい方がつまずきやすく危険です。そこで、配線のしくみを変え、床上げ材をすべて撤去し、フロア全体を完全にフラットにしました。

そして床全体を濃いグレーのカーペット敷にし、そこに点字ブロックの代わりに、前の項で説明した材質の違うタイルを張り込みました。このカーペットとビニールタイルに段差はありません。

目の見えづらい方の多くが、この床のデザインを「わかりやすくて歩きやすい通路」と評価してくれました。一方、一般の方や車いすの方は、床全体がフラットなので普通の通路に見えているようです。困難をもつ人が便利に使え、そのほかの人は配慮の存在にすら気づかない。UDがうまく機能している証です。

受付・予約をする

施設のコンセプトが表現され、印象が決まる場所

最初にコンタクトする場所だから
くっきりとわかりやすいこと
到着した人みんなに
ねぎらいの気持ちと
信頼と安心感を
伝えるエリアでありたい

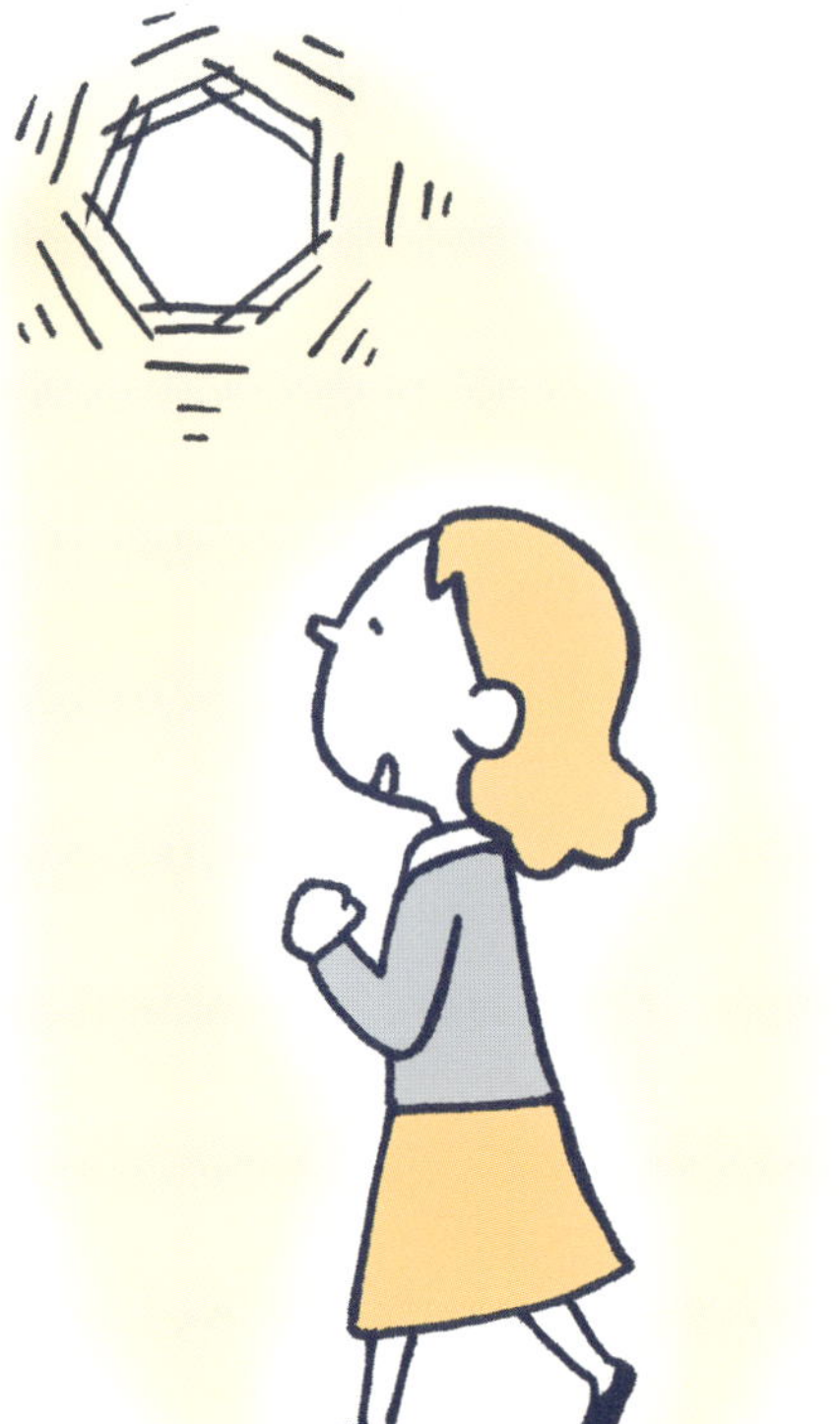

特徴的な弧型を描く受付の照明。遠くからでも存在感を伝え、来院者すべてを受付に導きやすくします。

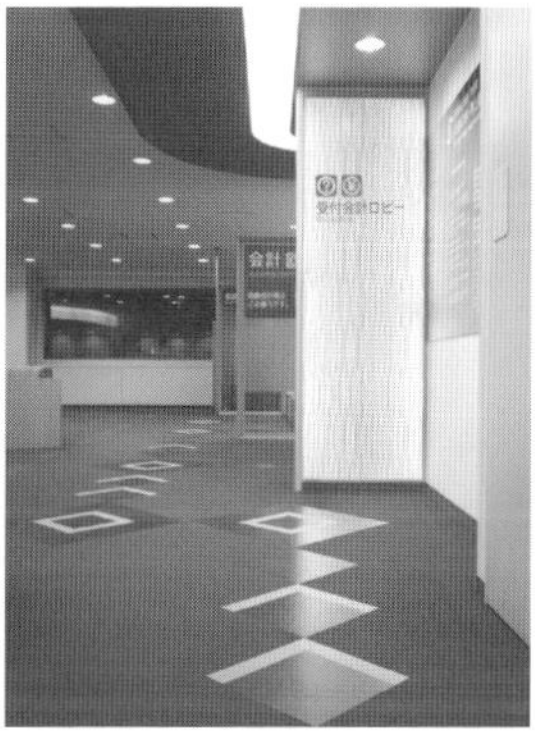

エレベーターからの通路は印象的な緑色の光で進行目標を示しています。
(142 ページ参照)

受付に光のアートを配置

例えば、人家もまばらな見知らぬ街の夜、遠くに集落の灯を見ると「あっちに行ってみようか」とホッとした気持ちになるでしょう。暗い中、遠くから見える柔らかな光は、ふしぎな求心力がありますね。

受付など最初の目的地は、どこに行けばいいか遠くからでも直感的にわかることが大切。例えば受付の存在感を高めるような光の演出によって、離れたところからでもその光を感じられれば「あそこが目標」だとだれでも自然に認識できます。

このクリニックでは大きな弧を描く受付カウンターの天井に、柔らかな光を生み出す和紙の照明を設置しました。創作和紙の作家、堀木エリ子さんの作品です。

受付のような窓口がある施設の場合、遠くからでも目を引く暖かい色調の照明で「こちらです。いらっしゃいませ!」というおもてなしのメッセージを積極的に伝えましょう。

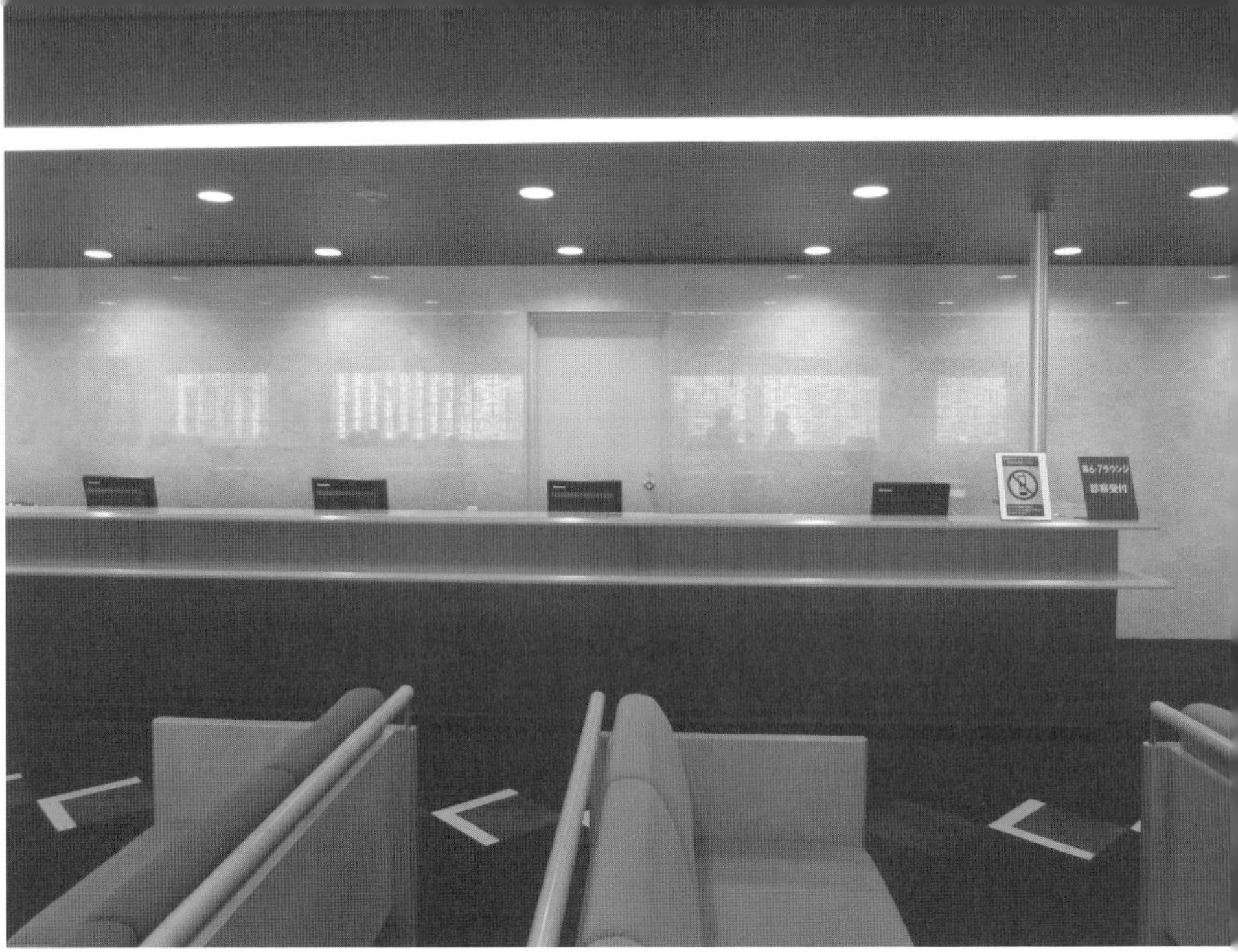

白い壁にはっきりと見える濃い木目の予約カウンター。
上下２段の天板が特徴的なデザインです。

家具や什器の端部を際立たせる

予約カウンターは本体は濃い色、天板は明るい色と濃淡2色の木を使い、存在感を生み出すようにしています。カウンターの天板は2段あり、下の段は手荷物を置いて手続きができるようになっています。

実は、このカウンターの天板には、「ここからここまでが天板の大きさですよ」と示す秘密があるのです。これは、白いシナ材と焦げ茶色のアピトン材を順番に貼り合わせて作ったオリジナルの合板。それを斜めにカットすると、切り口に2色のストライプ柄が！斜め切りで上を向いた小口のストライプ模様が天板の際（エッジ）を浮き上がらせ、近くに来れば自然とカウンターの範囲が認識できます。

照明やサインのような大きな目印だけでなく、家具の端を目立たせるちょっとした気遣いにより、空間や家具の形がしっかりと伝わるように意識しました。

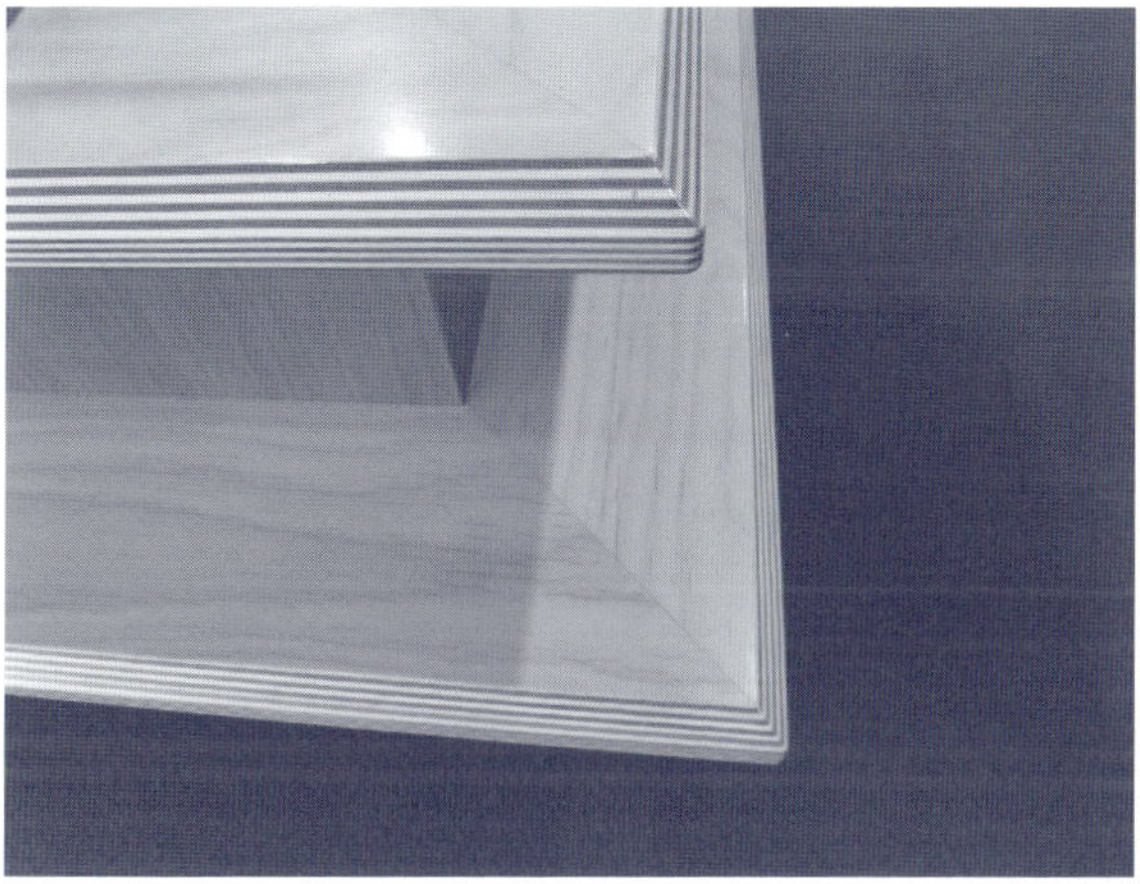

端部にストライプが現れる、シナ材とアピトン材を貼り合わせた特注の合板。実はこの板は、待合チェアの側面パネル（96ページ参照）にも使われ、チェアの存在感を高める要素ともなっています。

ポイント

- 特徴的な光で引き寄せる
- 目標物を伝えて安心感を与える
- 目標物の存在感を出す
- エッジを目立たせる工夫

検査・診察を受ける

「人と人のやりとり」により安心感を提供

患者さんが医療現場に移動したら
看護師や視能訓練士の
丁寧なサポートが待っている
診察室はプライバシーが守られる
専門性の高い空間
エスコートするから地図には載せない

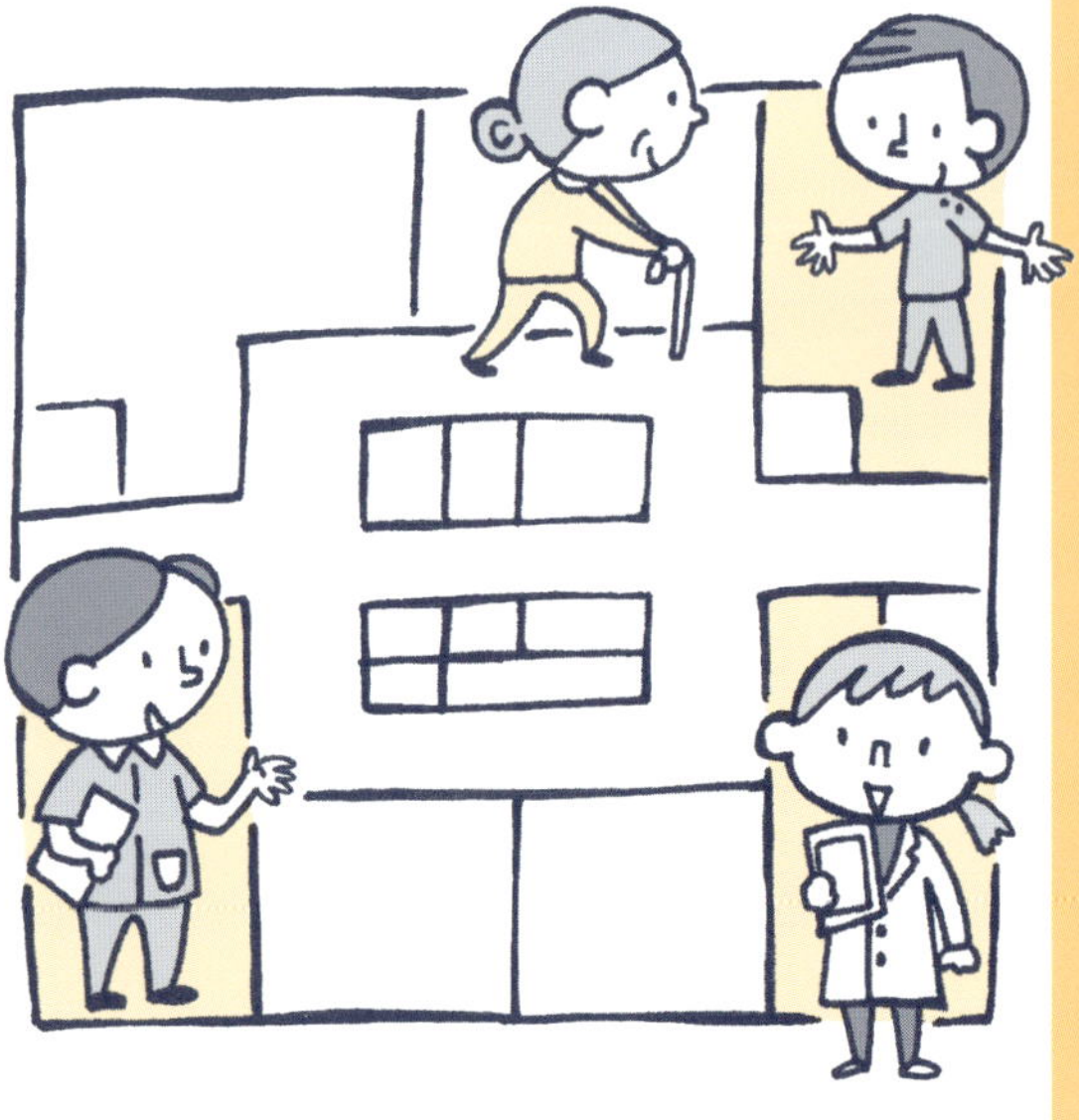

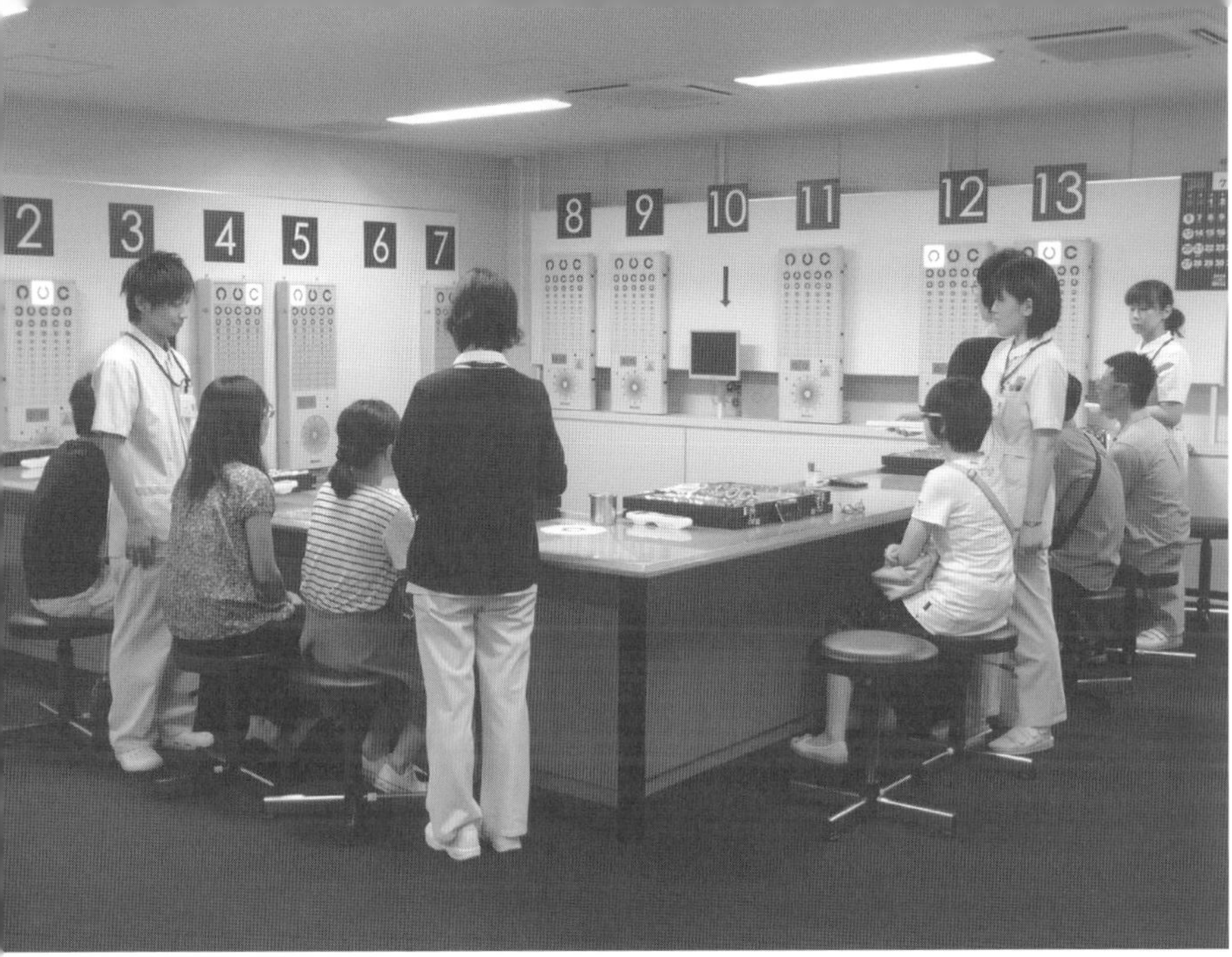

2方向から検査を行うため、多くの患者さんを一度に検査できます。
1人ずつ専門職がつき、不安感や不快感を与えない配慮をします。

検査室はマンパワーでおもてなし

1日千人以上もの患者さんが訪れる、ここお茶の水・井上眼科クリニック。検査も膨大な時間がかかるでしょうか？　答えは、ノーです。L字型の検査台の2辺からそれぞれの方向を見て検査すると、1度にたくさんの視力検査が可能、検査のスピードアップが図れます。時間短縮も快適さの1つ。ただ、これだけでは「居心地のよいUD」には足りません。ここでは必ず視能訓練士が患者さんに1人つき、とても丁寧に検査に対応します。マンパワーによる手厚い応対が、人が多い中でも気持ちよく検査をしてもらえる理由です。

検査が終わると、待合で診察待ち。正面モニターに受付番号でも表示されますが、スタッフが「○○さ〜ん」と名前を呼んでやってきて、中待合までエスコートする場面も。本人確認も兼ねて、お互い気持ちよく、人同士のふれあいで対応します。

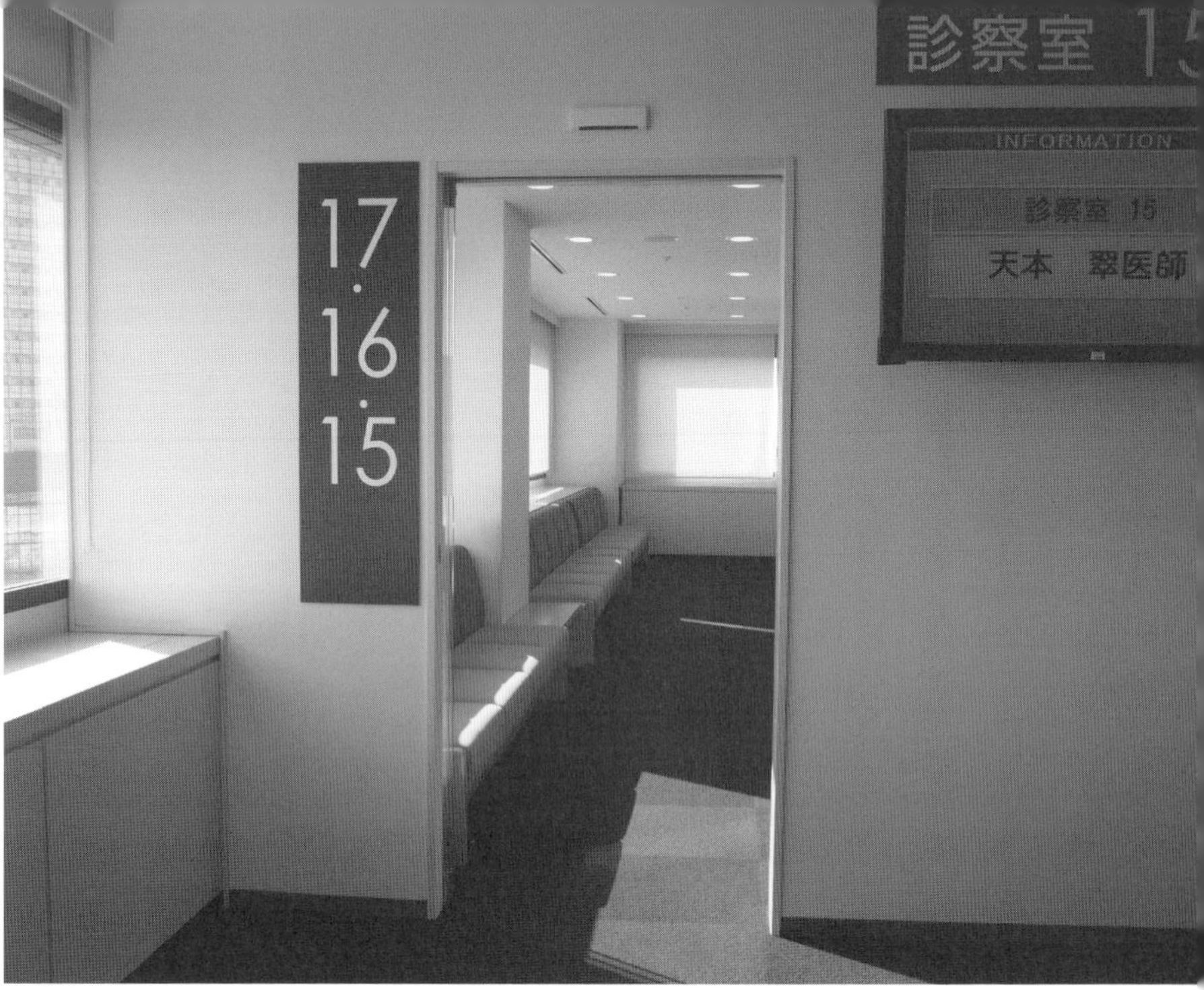

検査室・診察室は専門職が個人対応で案内するため、患者さんが自分一人で行く必要はありません。中待合室からはスタッフがエスコートします。

メリハリをつけて医療サービスを充実させる

19室ある外来診察室は、患者さんがそれぞれの専門医と一対一でコミュニケーションし、信頼関係を築く場所。検査は検査室で集中的に行うため、各診察室はコンパクトです。声が漏れる心配がないように患者さんのプライバシーに配慮して設計しました。

これら検査室・診察室は、院内マップ上では全部グレーに塗りつぶし、部屋の名称すら出てきません。その理由は、これらは医療の専門区域、医療専門職が自らの手で案内し、対応する場所だからです。

院内のほかの場所では、できる限りご本人で判断、移動してもらえるしくみを作る一方、検査室・診察室という専門性の高い空間では、専門職の人間が役割に集中し、高品質な医療をしっかり提供します。

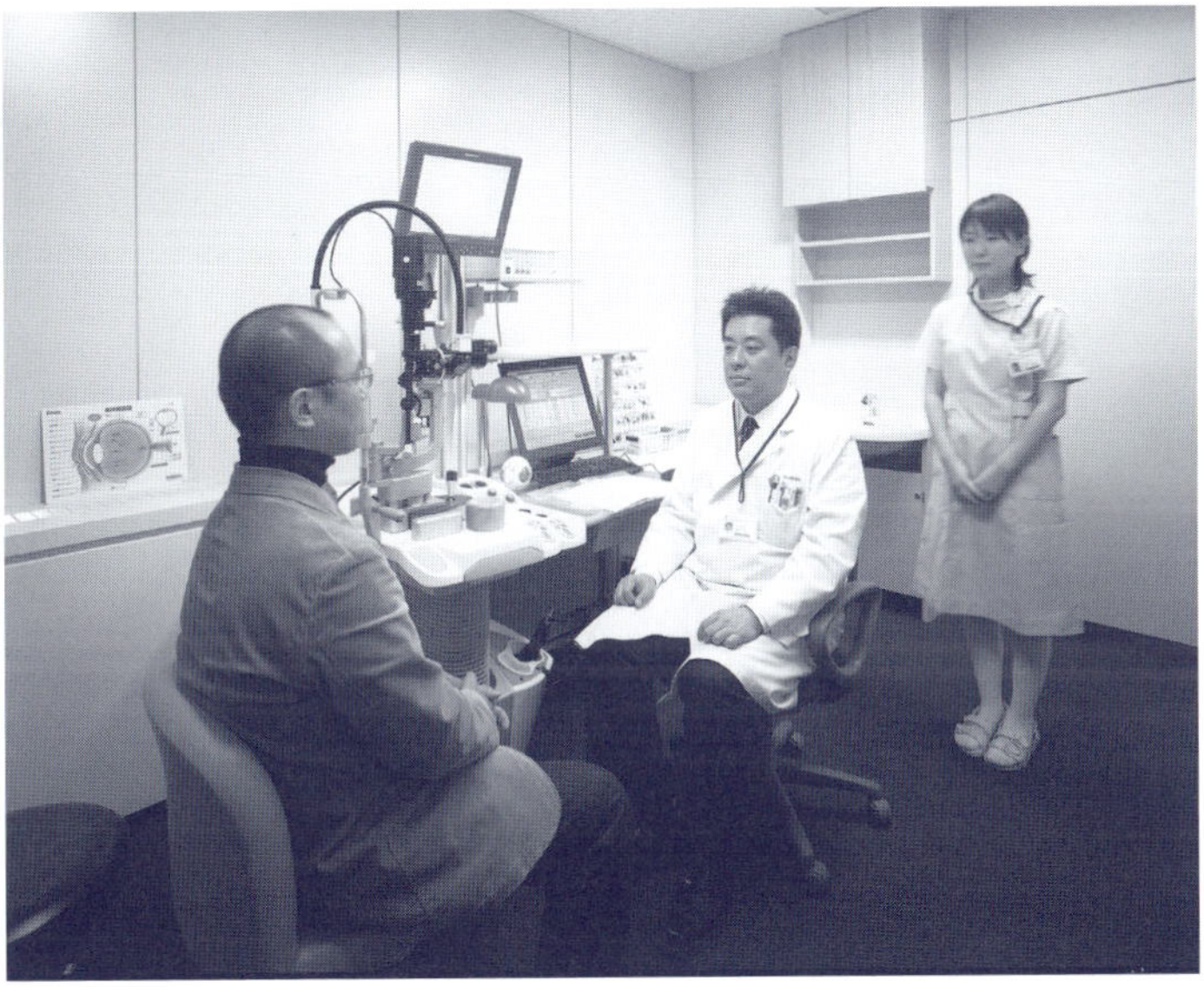

photo : Forward Stroke

ポイント

- 検査台配置の工夫で時間短縮
- 一対一対応で混雑しても快適に
- 「番号」に加えて「本人」を再確認
- 医療エリアは専門職がエスコート
- 患者さんに自立と質の高い医療を

診察を待つ①

短縮が難しい待ち時間を少しでも快適に

ストレスの多い病院の待ち時間
待たせることを当たり前と思わずに
家具の配置、照明、イスの座り心地
スタッフの態度、呼び出しシステム
いろいろな工夫で少しでも快適に
過ごしてもらいたい

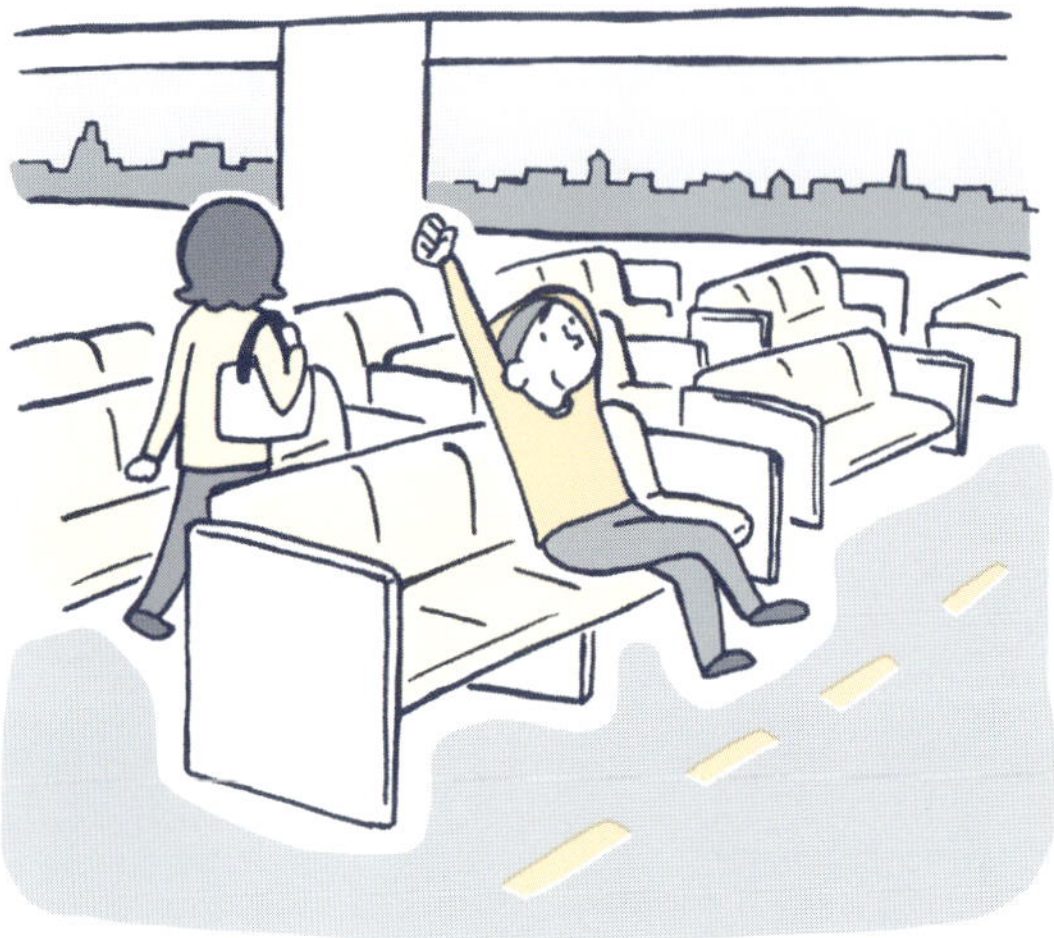

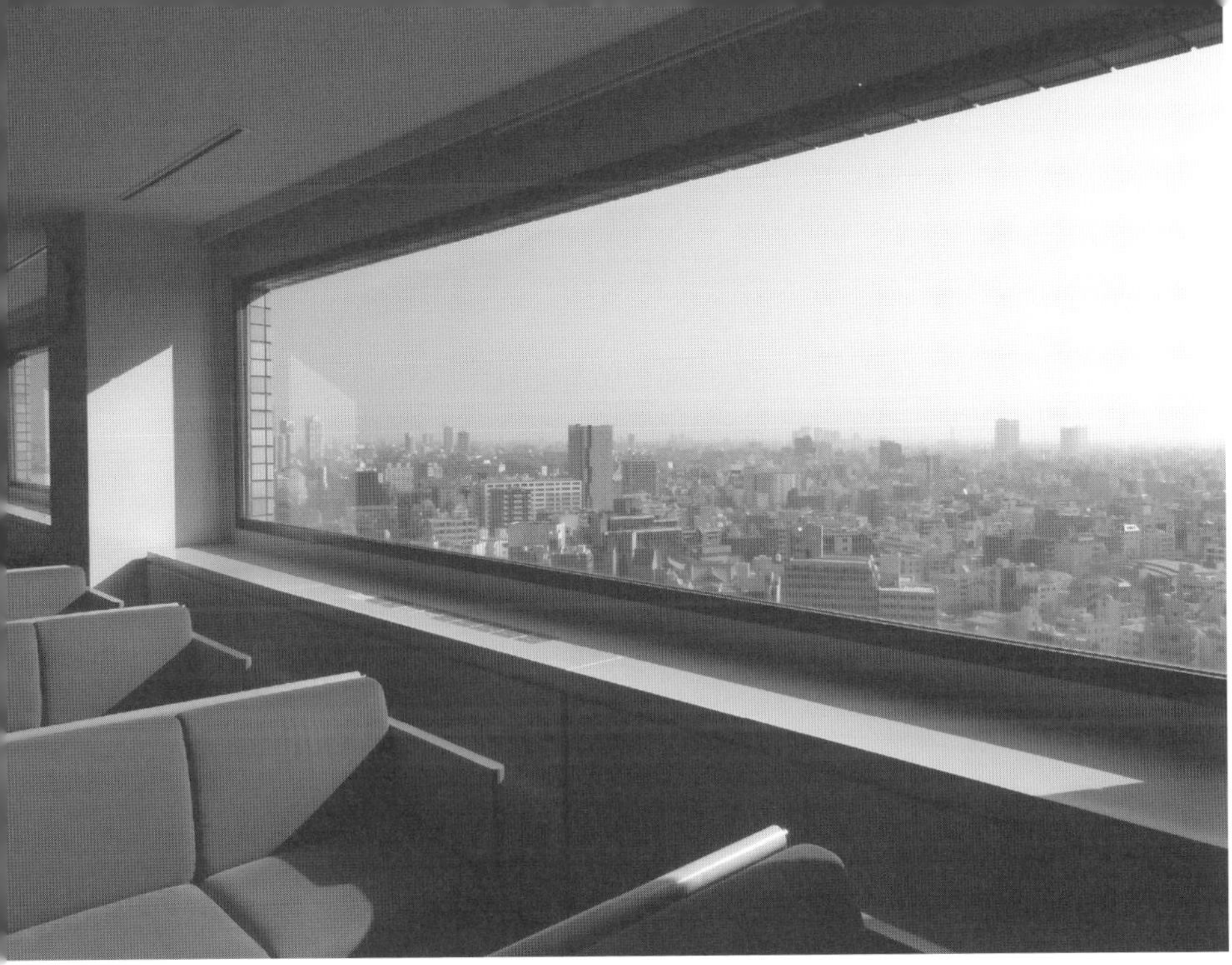

都心が一望できる大きな窓の待合。すべての待合はこのような窓に面しています。

時間は変えられないが、快適性は変えられる

病院の待ち時間は患者さんにとってつらいものです。病院側もなんとか待ち時間を短縮したいと考えますが、なかなか実現が難しいのが現状のようです。

このクリニックの場合、完全予約制ですが、午前9時の診察開始から待合のイスはほぼ満員。診察を丁寧にするほど時間は予測困難。待ち時間短縮は常に病院側の大きな課題です。

そこで、私がプランを考える際には、すべての患者さんが長い待ち時間を心地よく座って過ごしてもらえるように、待合スペースをできるだけ広く確保しました。時間は変えられないけれど、せめてその時間を快適に過ごしてもらいたいと考えたのです。

そこで、待合スペースは全部、都心の19・20階という抜群の眺望が望める窓面に面して配置しています。すべての患者さんにこの素晴らしい眺めを体験し、待ち時間を楽しんでもらいたいと思いました。

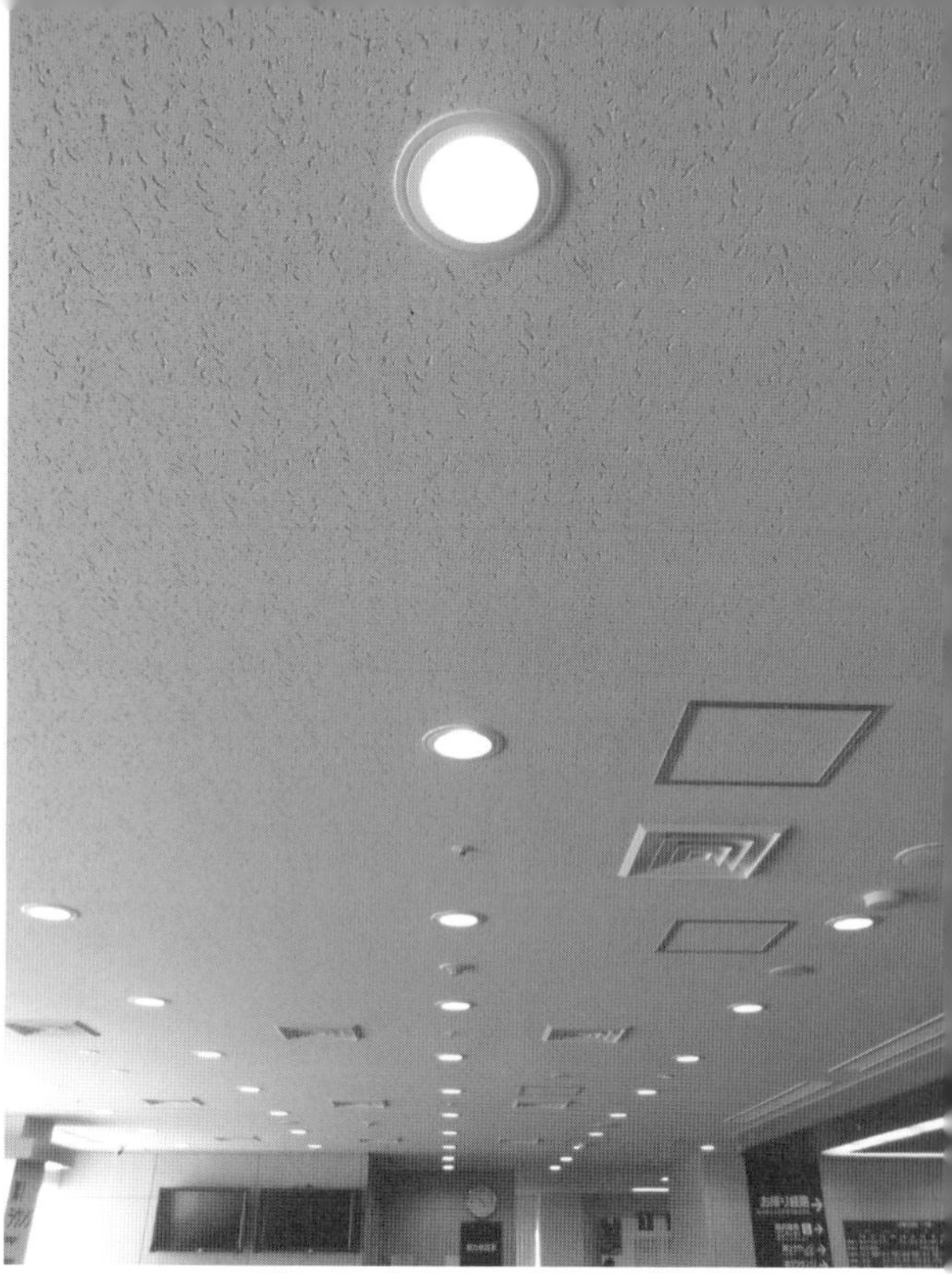

直管型の蛍光灯はまぶしさを感じやすいので、できるだけ光源が見えないダウンライトを用いてまぶしさを避けます。等間隔に配置し、照度のムラを抑えます。

大きな窓で開放感を

大きな窓から眼下を見れば、神田川や電車の行き交う様子、ニコライ堂の大きなドーム、遠くにはベイブリッジやスカイツリー、そして晴れた日には富士山も望めます。どの方向に何があるか、展望台のように窓辺にガイドもつけました。

実際にこの眺望を楽しみにする患者さんはとても多いそうです。大きな窓に面した広い待合は、何よりもゆったりとした開放感があって、患者さんのストレスの軽減につながっています。

本を読むのにも快適な明るさ

また、見えづらい方は、多くがまぶしさの困難を抱え、強い光が入るなど照度にムラがあると不快に感じるものです。しかし、大きな窓を設置すると陽光も入ってきます。

そこで、天井に床面の照度を検知するセンサーをつけ、明るい時は出力を抑え、暗くなると明るくなるよ

ポイント

- 仕切りなし、実感できる広さ
- 窓際に待合をおき開放感を
- ストレスを軽減する窓の景色
- まぶしさを抑えるダウンライト
- 照度センサーで明るさを一定に

うにコントロールしています。

待合で本や新聞を読む人も多いため、室内で本を読む時などにふさわしい明るさを500ルクスとし、その一定照度に保っています。

これで、曇りでも晴れでも昼間でも夜でも、適正な照度をコントロールでき、待合の快適な明るさが確保できます。もちろん室内の照明は、ダウンライトを等間隔に配置し、どの場所もムラなく同じ照度になるようにしています。

広い待合スペースの確保や、待合の眺望と開放感による心地よさは、病院を改革する際に院長の掲げた「患者さま第一主義」の決意の表れともいえます。

目が見えづらい方が多い施設等であっても、まぶしさなどの問題を調整しつつ、開放感や眺望など情緒面に訴えるプラスの要素をどんどん取り入れて、快適さを提供しましょう。

診察を待つ②

患者さんにもスタッフにも使いやすいサイズ&広さ

快適な待合チェアを
余裕のあるレイアウトで
ゆったり並べる
大勢の人が同じ空間で
長時間を過ごすストレスを
減らしていく工夫

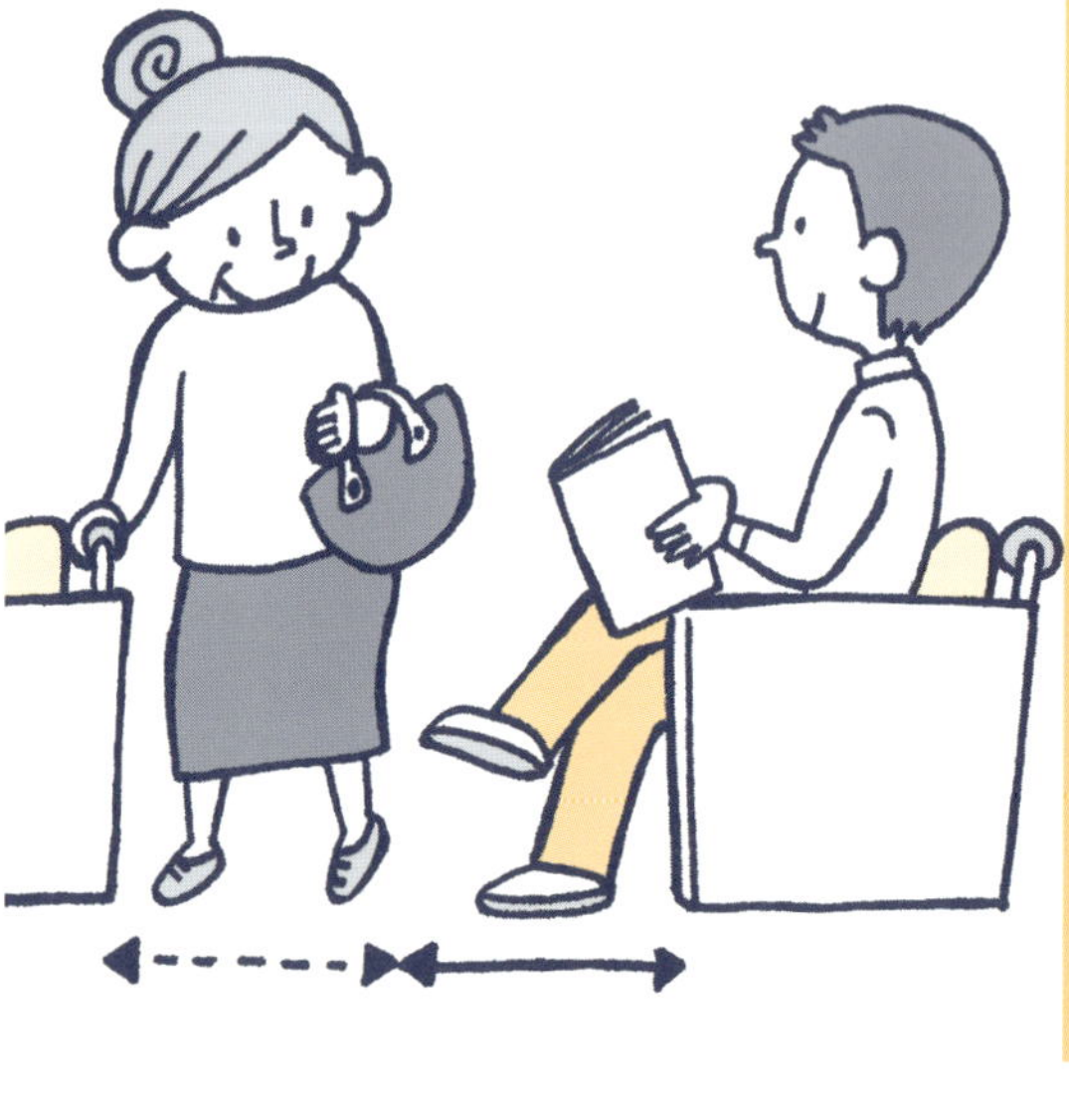

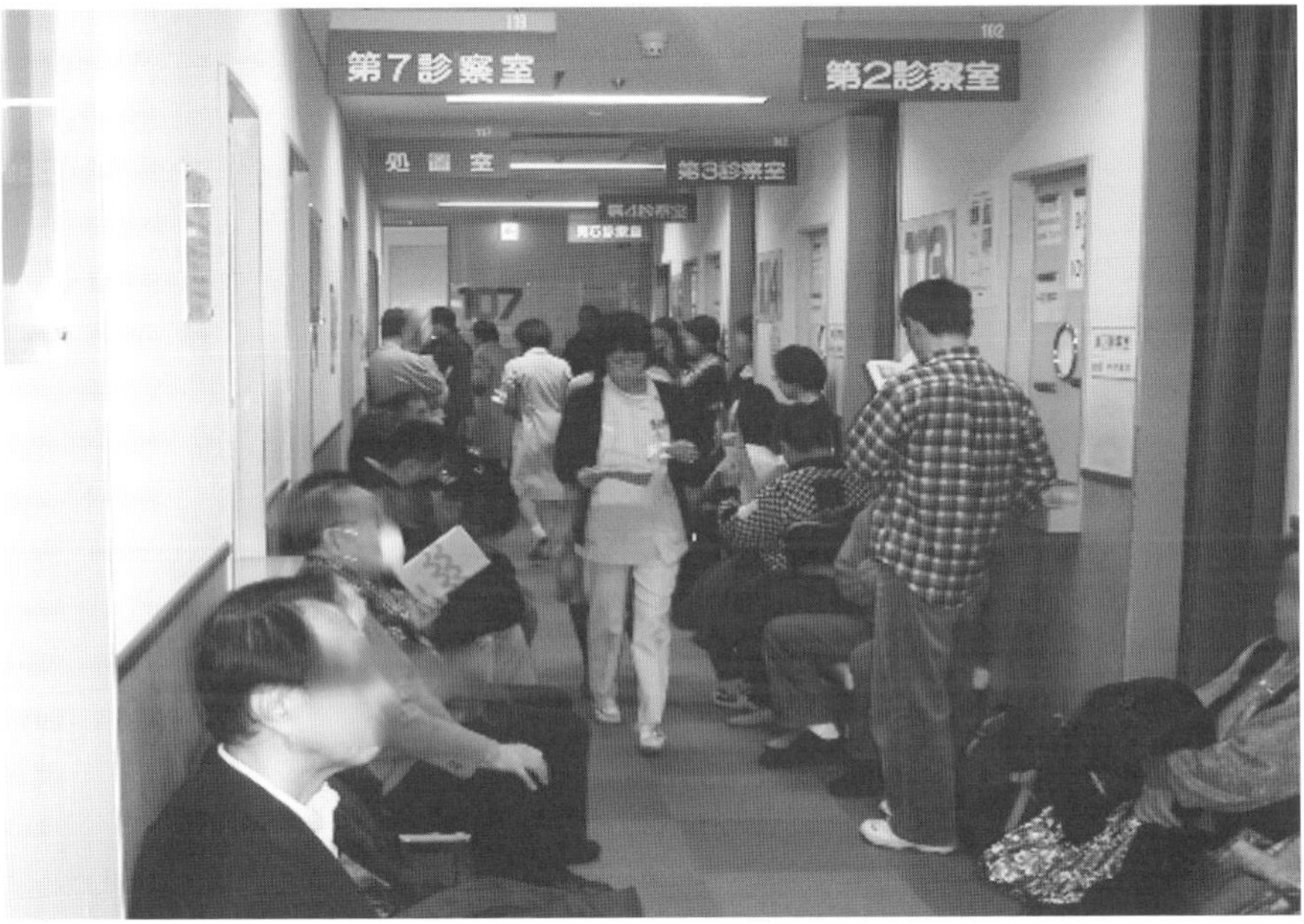

移転前の院内待合の様子。 廊下に人があふれかえり、待つのも苦しそうでした。

スタッフが余裕をもって働ける空間

建築物の設計やレイアウトの自由度は、総面積など元々の条件によるところが大きいもの。しかし、できるだけ多くの面積を待合のために確保することで、施設全体は格段に快適になると思います。

患者さんは長い待ち時間を狭い空間に押し込められると大きなストレスを感じます。また、混雑した院内で働くスタッフも気持ちの余裕をなくしがちです。

このクリニックでは、目や体が不自由な患者さんをスタッフがチェアまで迎えにきます。患者さんが長いチェアの中央に座っていても、看護師がラクラク入ってこられるのは、チェアの前後間隔を、55㎝以上と十分にとってレイアウトしてあるためです。

診察前に点眼が必要な患者さんのもとには、看護師が待合チェアの間にさっと入ってきて、必要な点眼薬をさしていくこともあります。

手すりのディテール。チェアの背面についた手すりは、ストライプ柄のサイドパネルに取り付けられています。

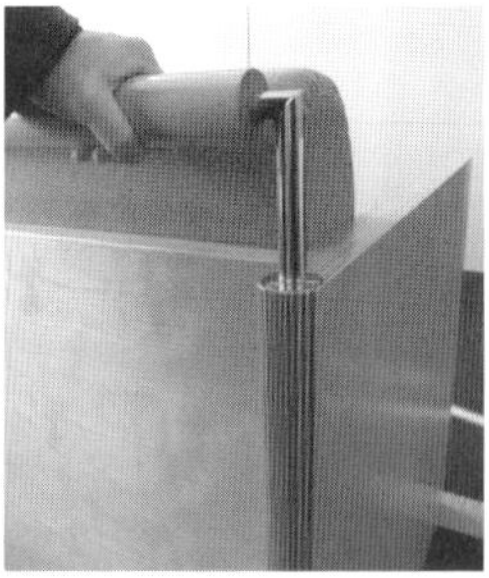

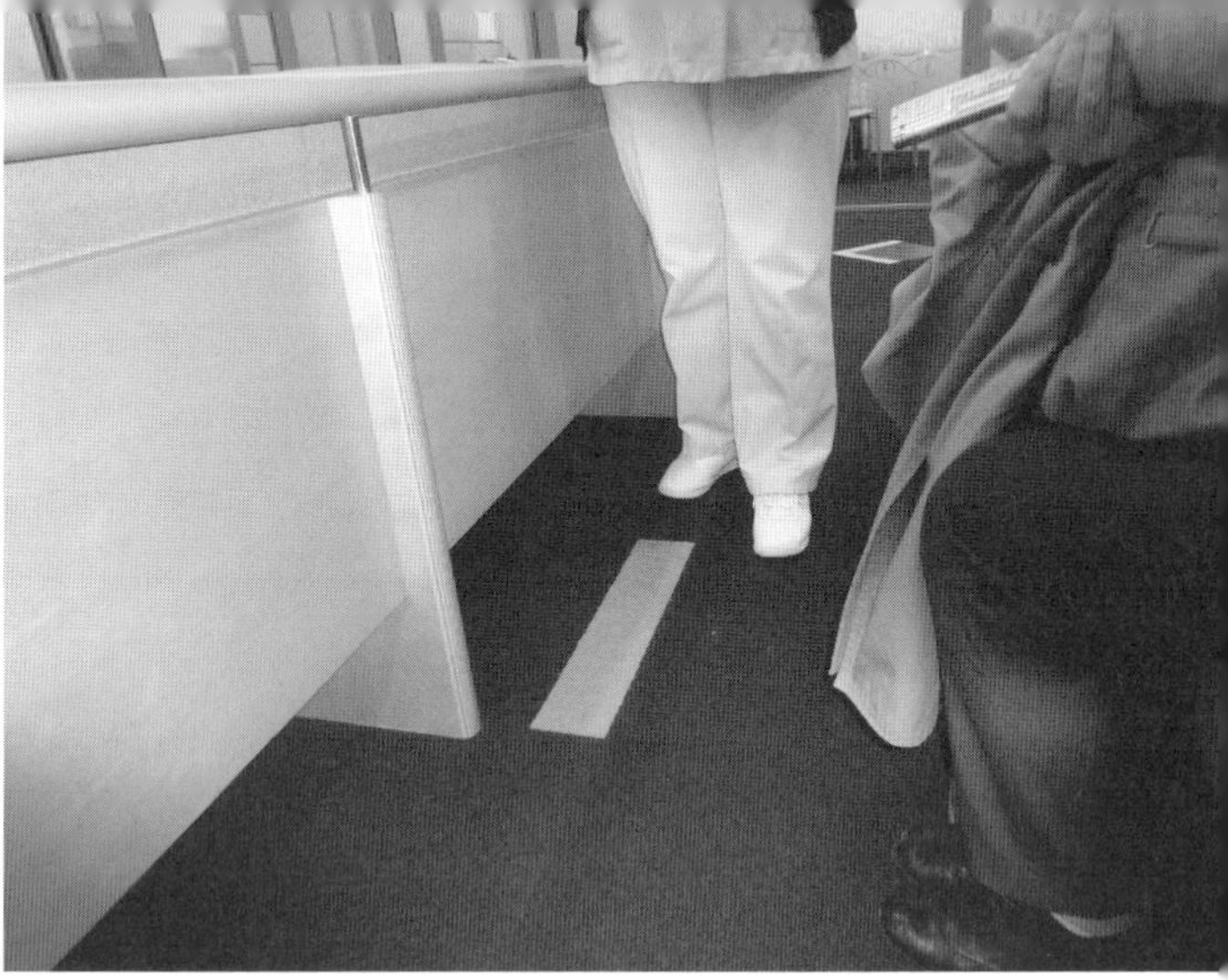

イスの前後間隔。座る人の足の前にも、人一人通れる十分な空間。

座って待つことのストレスを軽減

さらに、この待合チェアの幅についても、患者さん一人あたり55㎝と広めに設定し、4人がけの長椅子にデザインしています（電車の車両等は約45～48㎝）。前にも横にもゆったりとした空間的余裕が、快適さを生み出しています。

待合では、混んでいる時はチェアに隣り合って座らなければなりません。でも、人はたいがい端から座ってしまうものです。チェアの中央に入っていきにくければ、座るのをあきらめてしまうかもしれません。なにより、チェアの両側を人にぎゅっと挟まれたせま苦しい場所で、長時間待つのは苦痛です。

ところがチェアとチェアの前後間隔が十分に開いていると、両隣が混んでいても精神的な圧迫感を感じなくてすむようです。

座っている自分の前に、人が通れる通路となるくらいの幅があることも気持ちの余裕につながります。

ポイント

- 広いスペースが動作性と快適さを生む
- チェアの前後間隔を見直そう
- 座面の改善で立つのが楽に
- チェア背部の手すりで安全移動

待合チェアの座り心地と立ち上がりやすさ

以前の待合チェアはクッションが柔らかく、お尻が沈みこんで立ち上がりづらい形状でした。現在は高齢者の方でも足が着く座面の高さにするとともに、前より硬めのクッションでお尻が沈みこまず、座り心地と立ち上がりやすさを両立しています。

チェアの背中には木製の手すりを設置しました。患者さんは前のチェアの背部にあるこの手すりをガイドとして、よろけることなく行き来ができます。手を伸ばしてつかまり立ちをする時にも便利です。

待合はだれもが自由に動ける、十分な広さを確保することがベストです。チェアの前後などのように、細かい場所の動きやすさも見直してみましょう。たとえ十分な広さや大きさがなくても、チェアのサイズを見直したり、人の動きをサポートする手すりのような仕掛けを工夫することによって、快適さを感じてもらうことは可能なのです。

トイレを探す

探しやすく、見やすく、理解しやすい表示

トイレの役割は排泄だけじゃない
オムツ交換や着替え、
人工肛門の管理に使いたい人も
必要な目的に応じて選べるように
見つけやすくわかりやすい表示と
安心して使える清潔な設備を

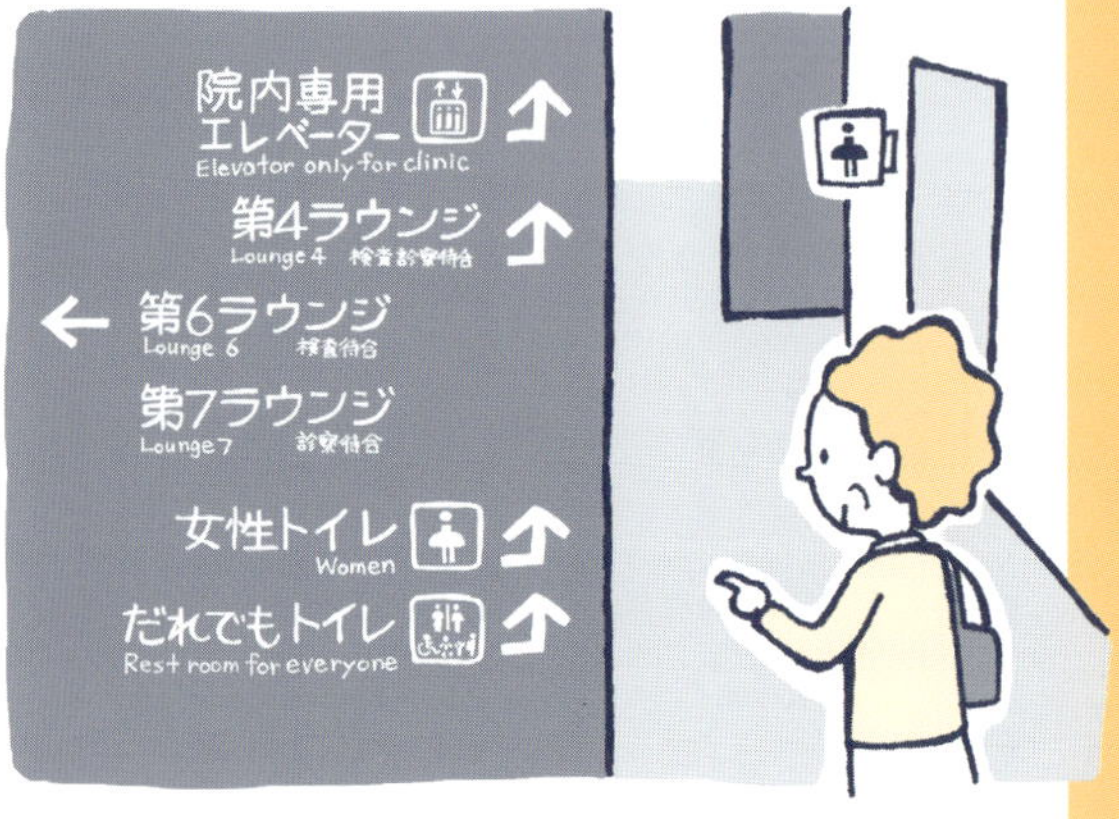

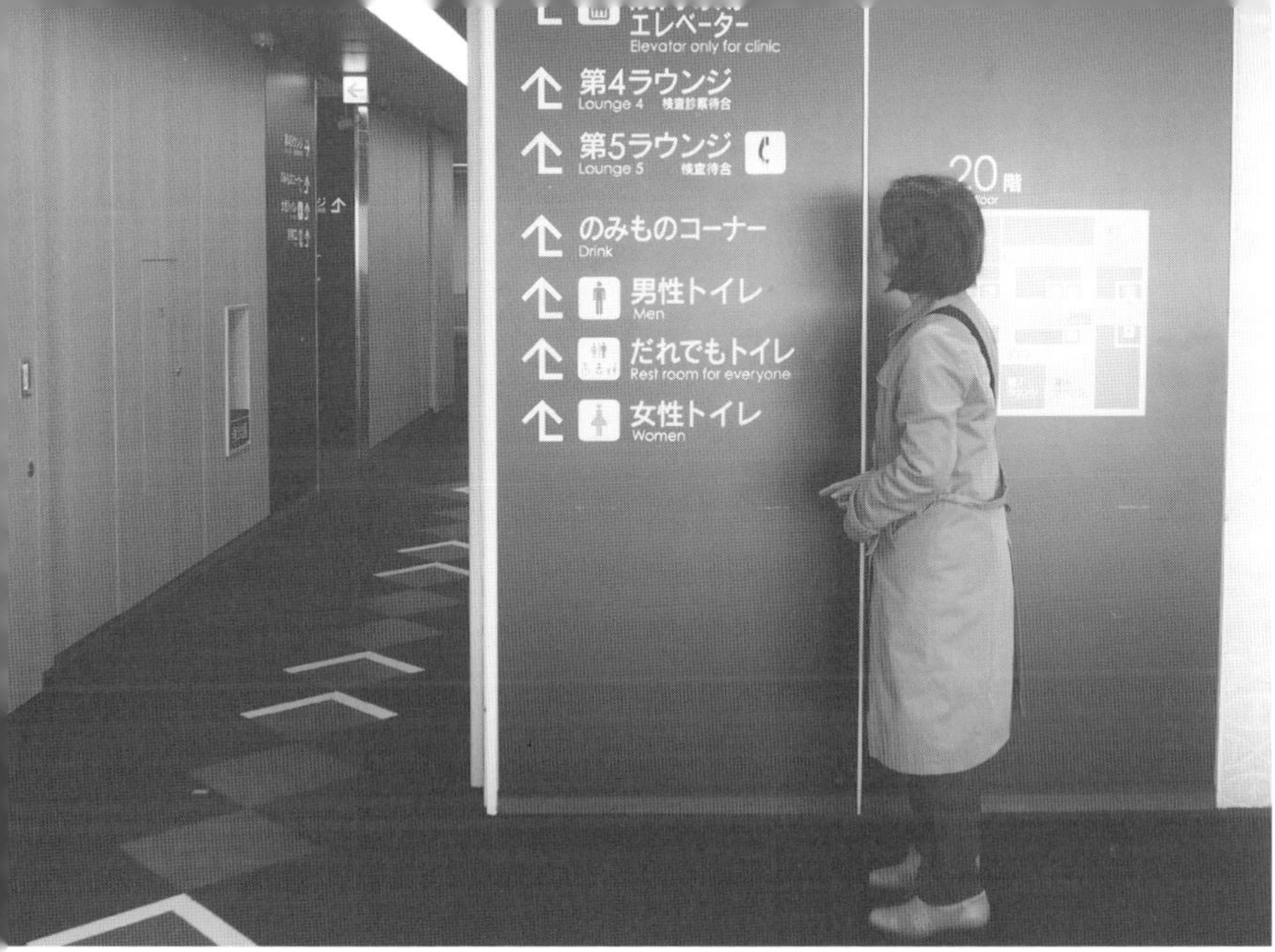

とにかく文字が大きな院内のサイン。そのすべてにトイレ表示があります。身長 1m55cm の患者さんを想定して、高さの中心は目の高さマイナス10cm の 1m45cm に設定。車いすの人や、やや下を見ながら歩く傾向を配慮すると、もっと低くてもいいという意見もあるようです。

どこにあるかすぐわかる見えやすい高さに表示

「トイレに行きたい」と思うのはいつどこで？　自分にだってわかりません！　予定できることではないから、トイレはいつどこにいても探しやすく見つけやすい工夫が必要。まず、施設内にトイレの絶対数とバリエーションを増やすことがとても大切です。

　このクリニックの場合、受付のあるメインフロアの19階は、ビル既設のトイレだけでは不足が見込まれたので、さらに男女トイレ各1カ所、多機能型のだれでもトイレを1カ所設置しています。20階も共用部にだれでもトイレを1カ所増設しています。

　誘導サインは、施設内の通路の分岐点に設置され、大きな白抜き文字で次に行くべき場所を示しますが、ここにもトイレ表示は必ずついています。高齢者や小柄な人が多い場所の場合、ここのようにやや下方、利用者の歩行中の視点の位置に合わせて、見やすい高さで案内を表示すると行動しやすくなるでしょう。

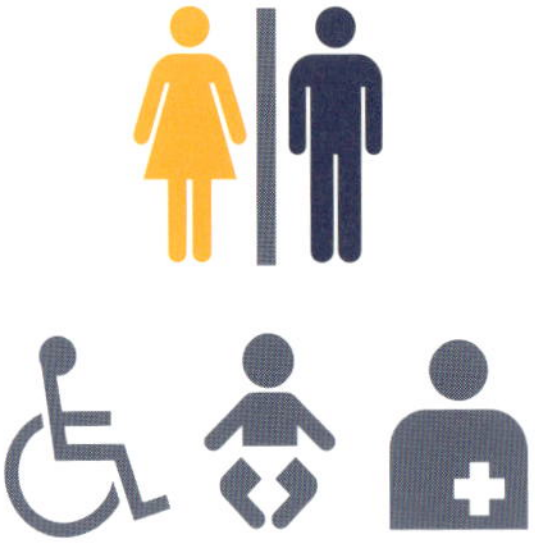

わかりやすい
多機能トイレのサイン

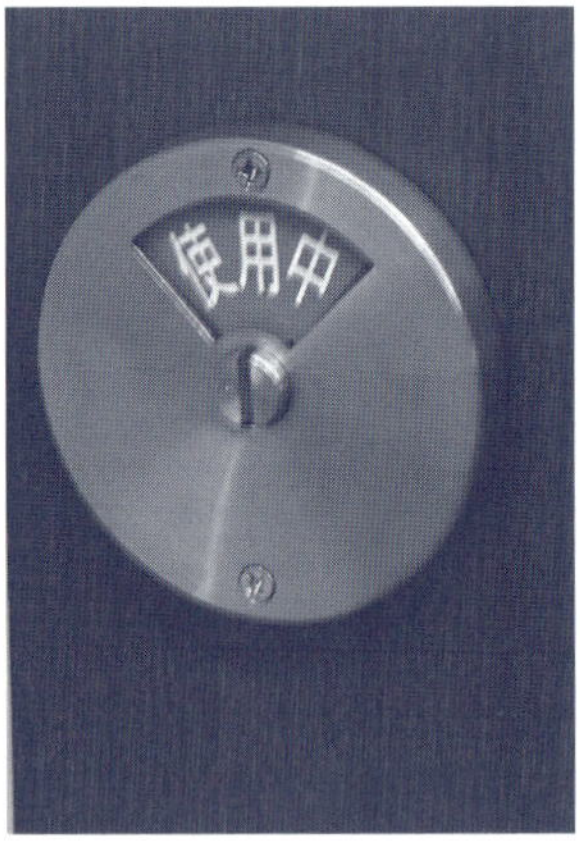
使用中

色覚に困難のある方に配慮し、文字も併用したトイレの「使用中・アキ」表示。このカギ表示自体が直径 9 cm と大きいので、文字もくっきりわかります。

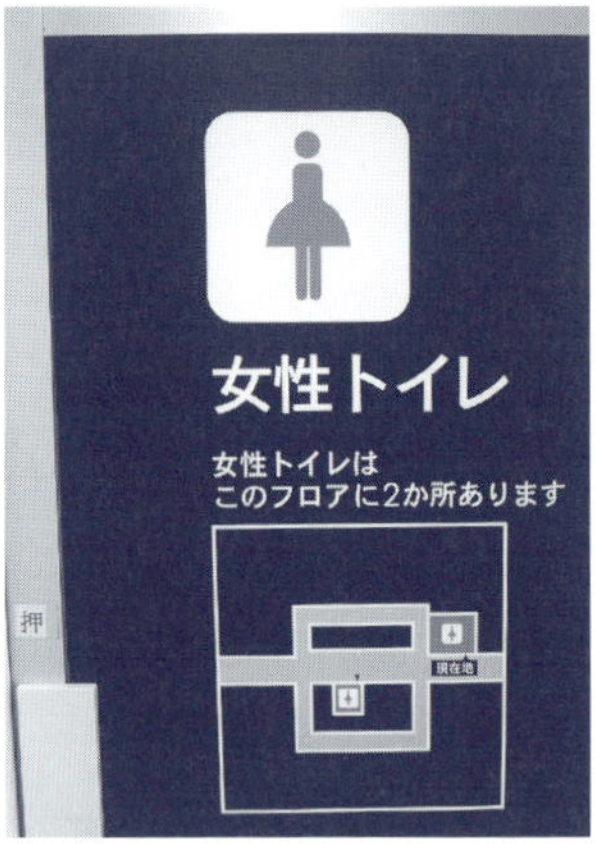
女性トイレ
女性トイレは
このフロアに2か所あります
押
現在地

他のトイレの場所もドアに
図示しています。

特徴を正確に伝えるマーク

トイレ入口に表示するピクトグラム（ヒト型のイラスト）も、遠くからでも男女はっきり見分けがつくよう、デザインに改良を加えました（132ページ参照）。

多機能のだれでもトイレは、通常車いすマークのみが示されていますが、利用者調査の結果、車いすマークよりも男女のマークが大きいものの方が直感的に「ここがトイレ！」と伝わることがわかったのです。トイレのカギの表示は、一般に赤は使用中、青はアキと、色のみで示される場合も多いですが、色覚に困難を抱える人にもわかるよう、特注で大きな表示錠を作り、文字も併用して案内しています。

患者さんがトイレに行きたい時、場所が自分ですぐわかるように、マップや誘導サインでしっかりと案内することが何より重要です。利用者さんが自分でトイレを探せ、行けるようになることで、職員に余裕が生まれる施設や介護現場もあるのではないでしょうか。

ポイント

- 利用者数に応じた適正トイレ数
- 視線に適切な高さのサイン
- 理解・区別しやすいマークを
- 形・色・文字併用で理解度UP

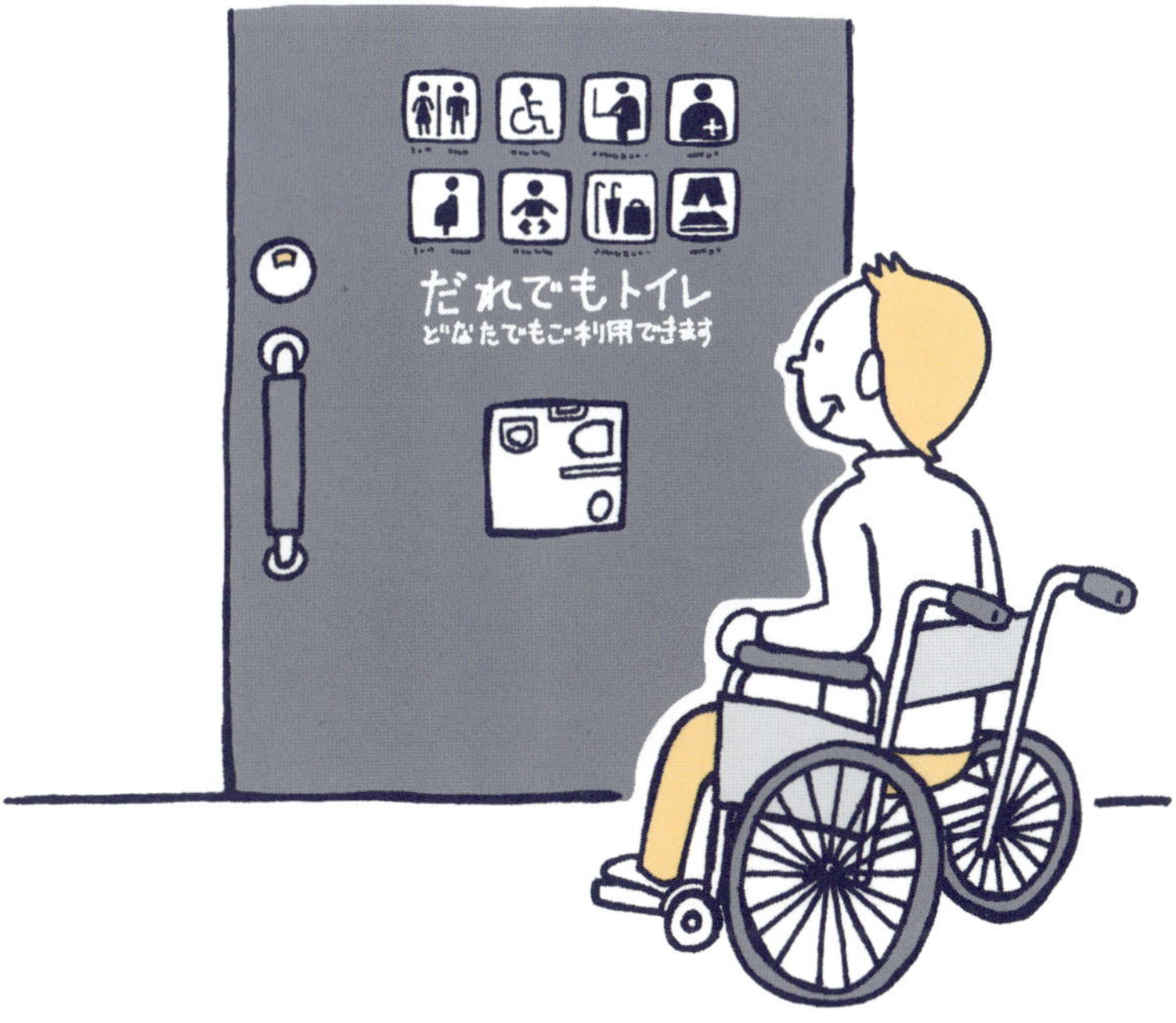

トイレの中で

一人だけですませられる工夫

トイレって一番プライベートな場所
できることなら人手は借りたくない
でも失敗もしたくない
はっきり伝えたいカギの掛け方
便器の位置と流すボタン
プライドを保てる個室のレイアウト！

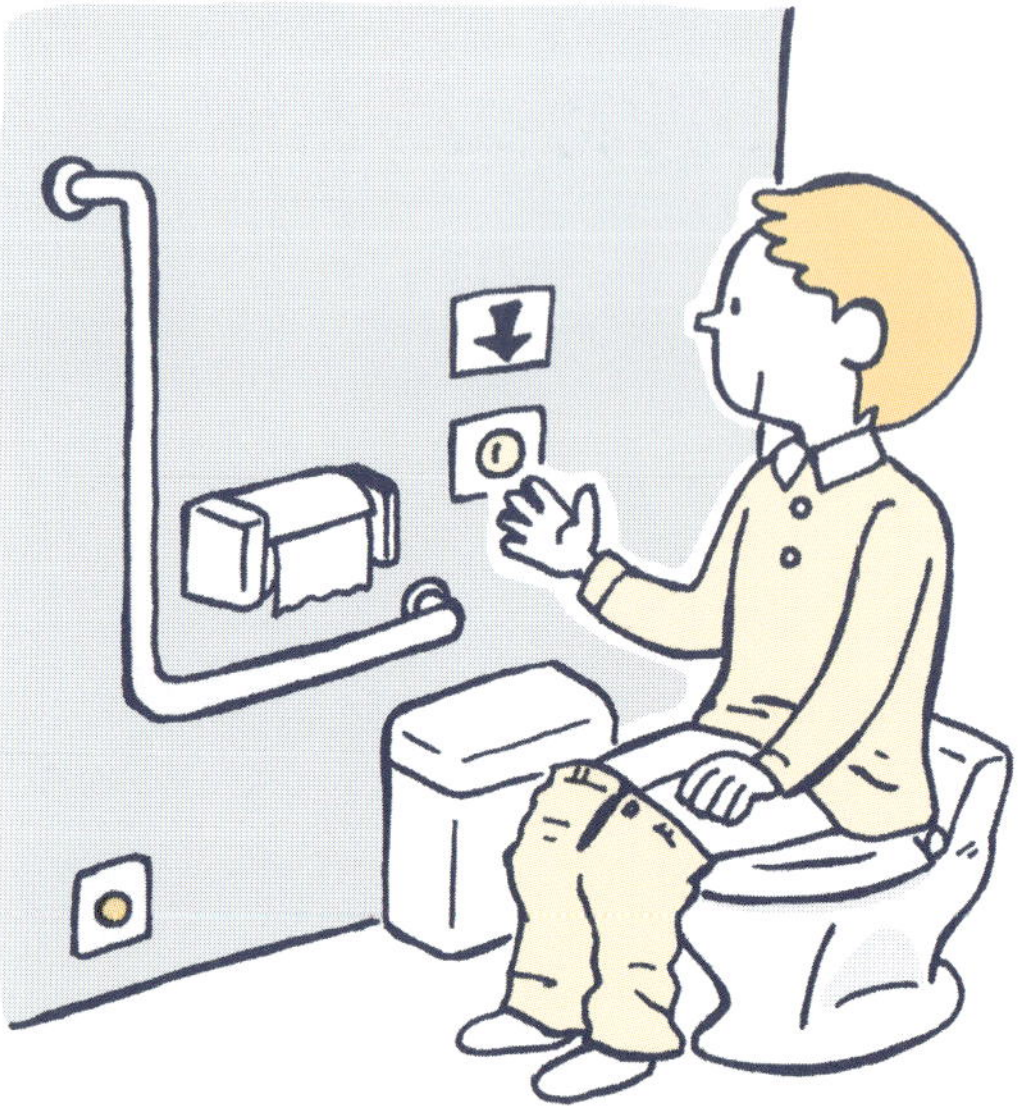

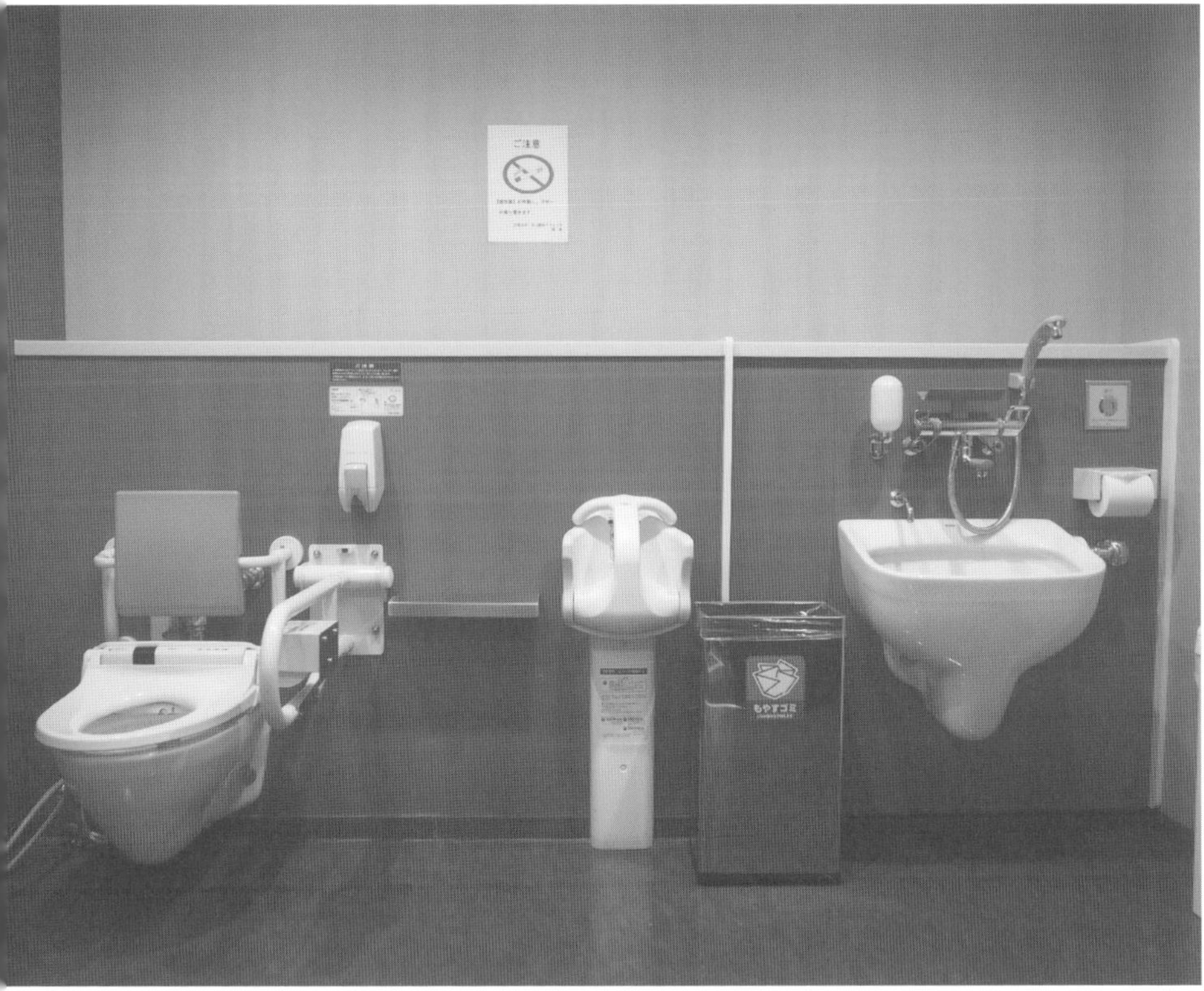

多機能の「だれでもトイレ」内部。床と壁の背景が濃い色なので、便器や手すりの白色が浮かび上がり見やすくなっています。床と壁の境界を認識しやすくするため、それらの色濃度には差をつけてあります。

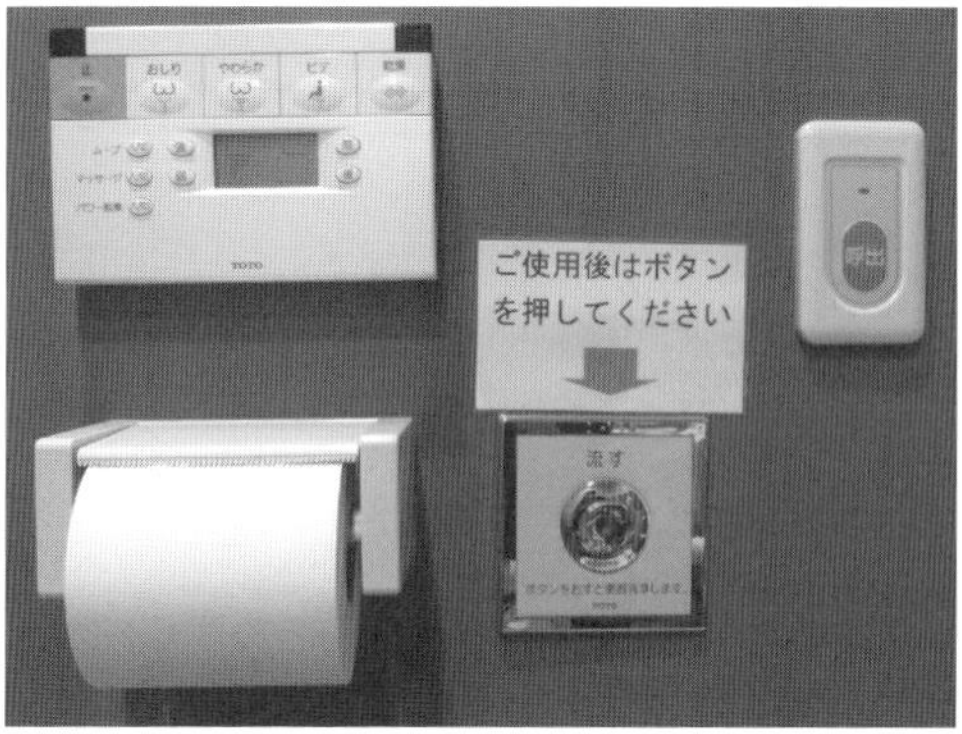

ペーパーホルダーの近くに「流すボタン」を設置。さらに表示も加えています。

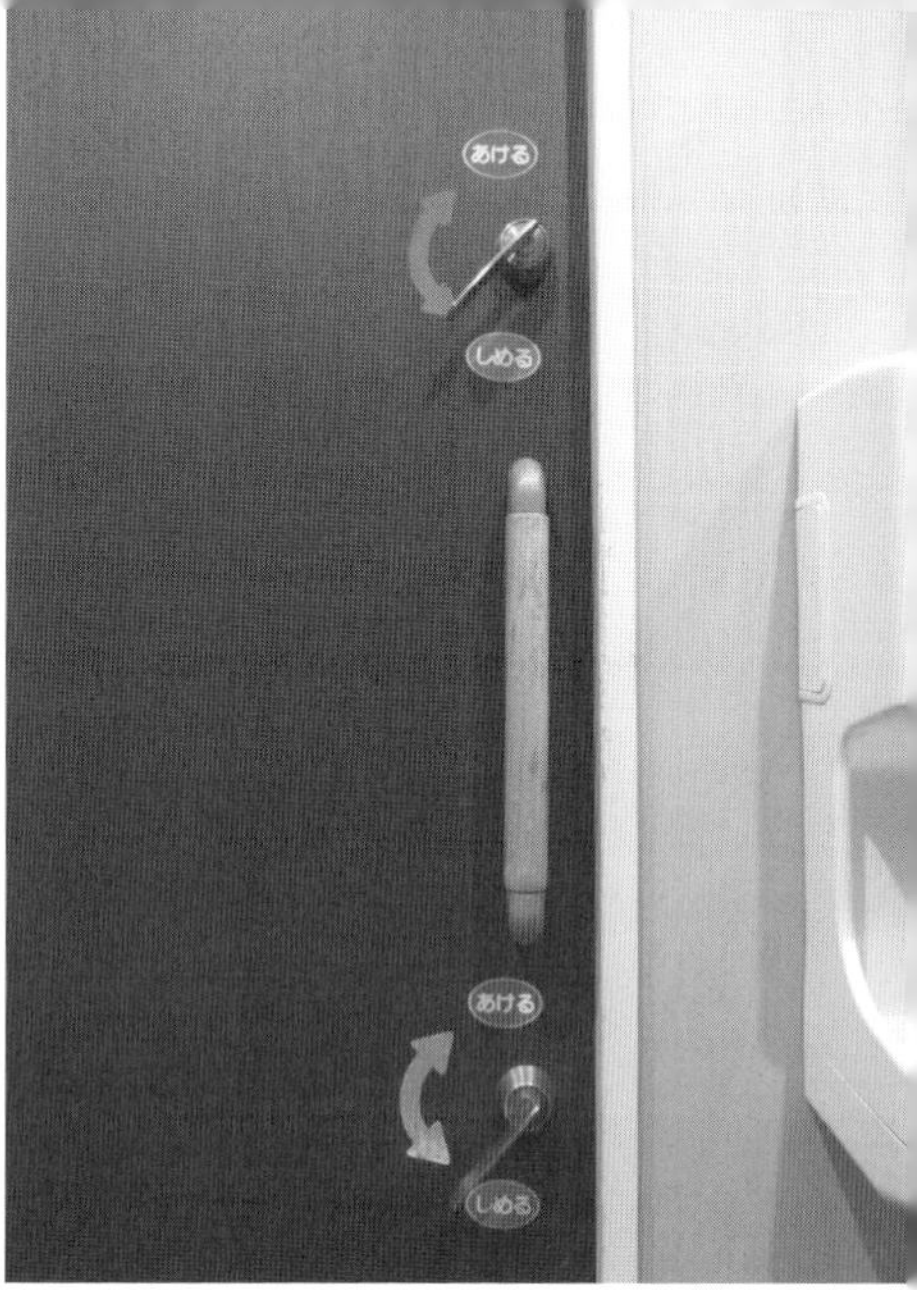

子どもが誤って開けないよう上にあるカギ。車いすの方や子どもが一人で使えるよう下にもカギがあります。

便器はここだと明確に

トイレではむしろ孤独になりたい！　家族にさえ見られたくない……でも、失敗したり、汚したりせず済ませたいですよね。いわばトイレは「独力主義」「結果重視」の場所。多くの方が一人でつつがなく完璧処理できる工夫が必要です。

以前のクリニックでは、便器が目で確認できず、便器と便器の間におしっこをしてしまう男性もいたそうです。それは、小便器・大便器が目立たなかったことが原因でした。そこで、トイレ空間では便器を目立たせるため、床と壁の明度を落とし、濃い色にしました。そうすれば、見えづらい方の目にも便器の白い色が認識できるようです。

大切なのは、便器の位置を確実にわかってもらうこと。配色でコントラストをつける工夫は、家庭や施設でも可能ではないでしょうか。

ポイント

- 排泄は基本「おひとりさま」
- トイレの各機能が探せる配慮を
- 背景と便器の色に差を出す
- 丸い白は便器、棒は手すり、四角は紙
- カギの手がかりは「取っ手の色」

カギが見つからないのは一大事

次に大切なのがカギの問題です。プライベートな場所ですからカギは大切です。そのため、扉の地の色を濃い色に、取っ手を薄い色にして、その上下にカギがある設計にしています。カギをかけた時点でその場所は確認してあるはずなので、離れた場所から棒状に白っぽく浮かぶドアの取っ手さえ探せれば、カギも一緒に見つけられるようになっています。

また出て行く前に忘れてはいけないのが、拭いて、流すという作業。流すボタンやハンドルの位置はそのトイレによっていろいろです。まず、それらを確認してから用を済ませる方も少なくありません。

ここでは、流すボタンや白のペーパーホルダー自体を濃い色の壁から浮き上がらせ、わかりやすくする工夫を行いました。現在はペーパーホルダーの上に「流すボタン」を置くように、JIS規格で決まりができていますので、公共のトイレなどでは頼りになりそうです。

支払いをする

確実でスピーディー、自力でできる会計処理

診察が終わったら
会計はできるだけ早く済ませたい
機械でさっと精算
保存が必要な領収書を受け取って、
今日の診察は無事終了

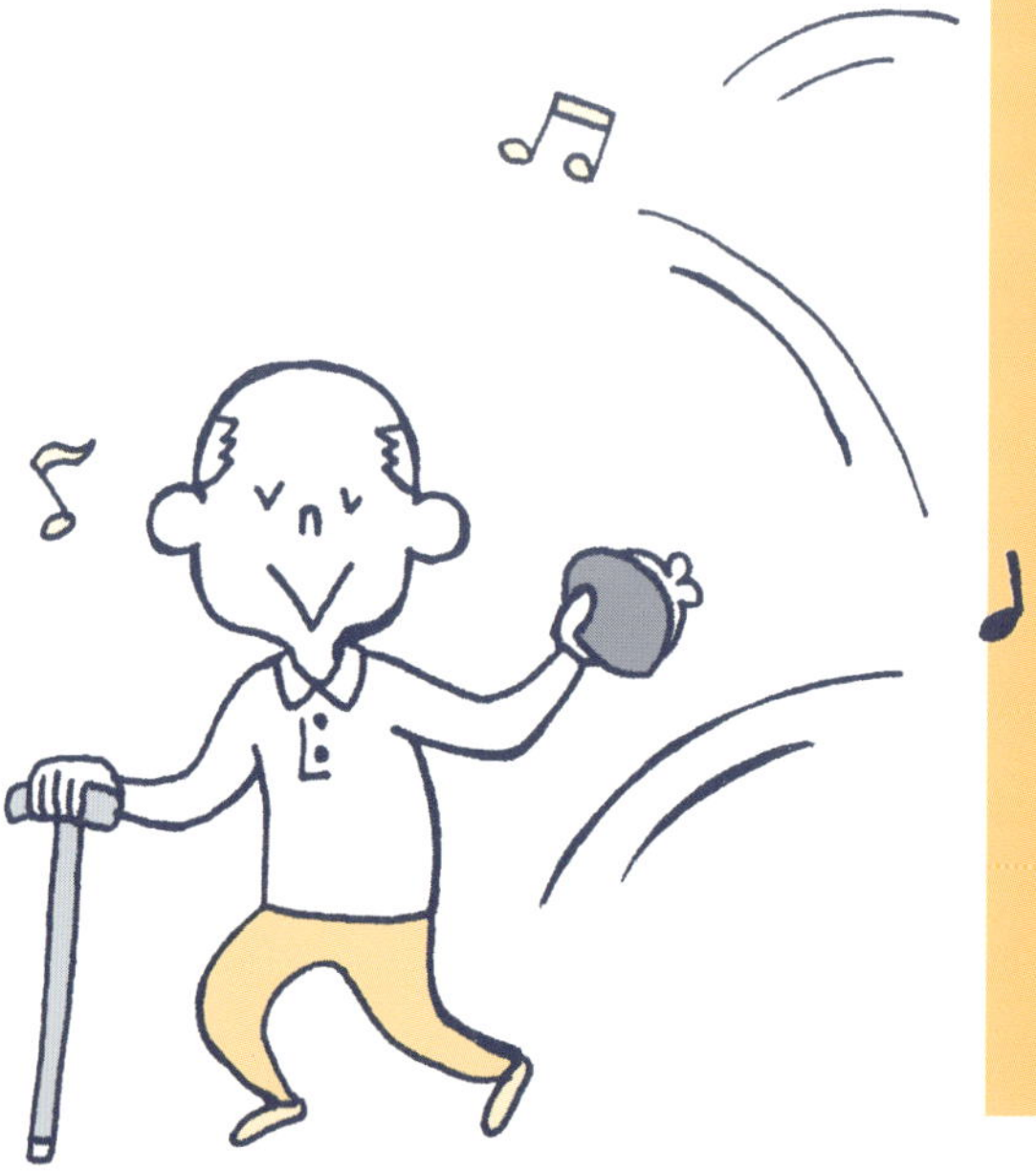

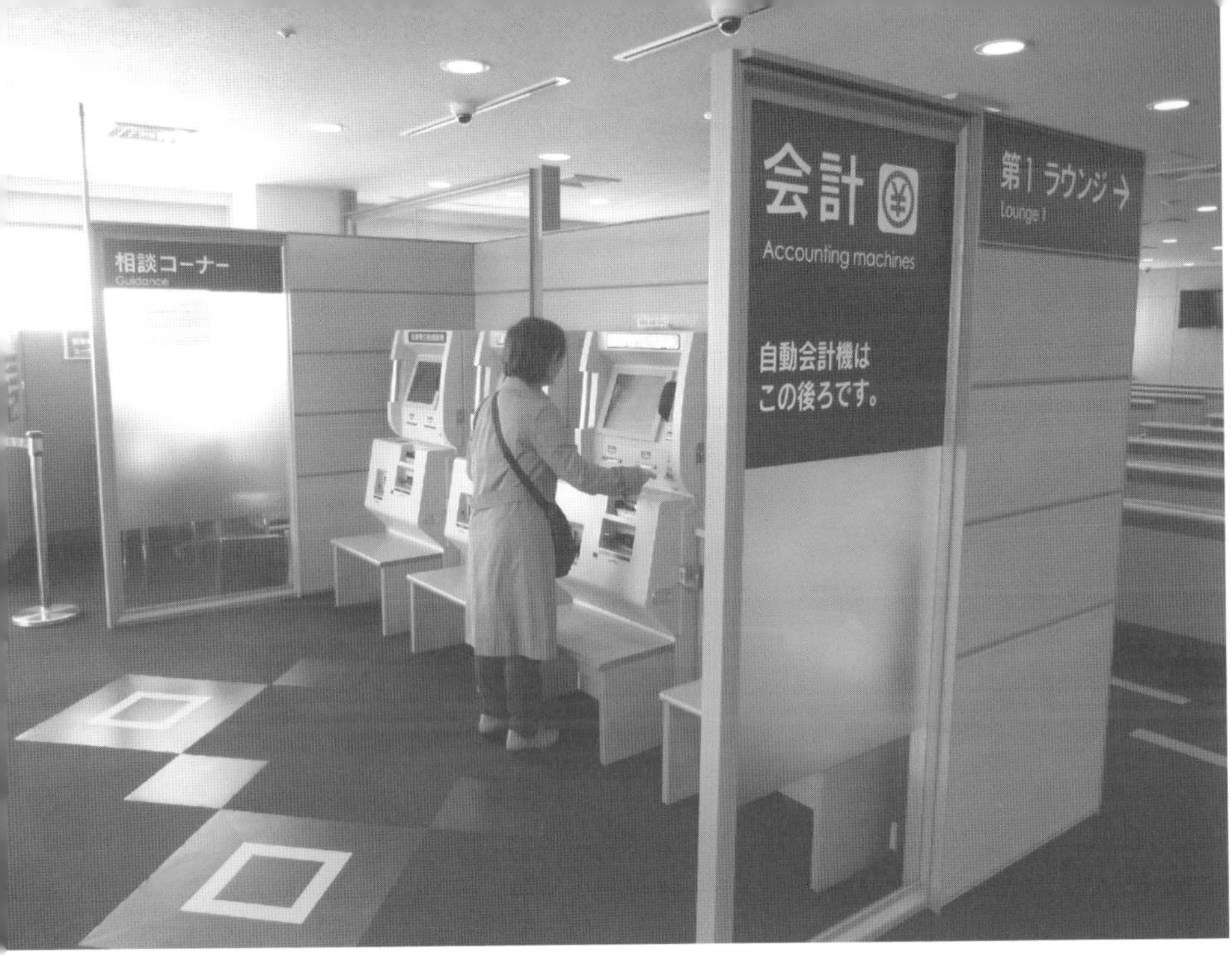

自動会計機。診察後、ここに直行して待つことなく会計処理ができます。
荷物置き台もあって、患者さんは会計処理に集中できます。

見やすく扱いやすくしてスピードUP

会計は、簡単・確実・スピーディーに処理すべきサービス。どの施設の利用者・職員にとっても、この点は共通の思いでしょう。

このクリニックでは、4台の自動会計機を導入し、簡単・確実・スピーディーをすべて実現しています。診察の待ち時間は長いことがあっても、会計処理はまたたく間。診察が終わり次回予約をして、ここに来た時点で計算ができています。1日約千人もの利用者が来ても、会計の順番を座って待つ必要は全くありません。長い人でも2分もかからず精算を終えています。

なぜそんなにスムーズなのでしょうか？　裏方の計算が速いのもさることながら、操作のしやすさもスピードの秘訣です。機械に診察カードを入れれば、自動的に計算を始めてくれます。機械の画面も文字もボタンも、大きく見やすく押しやすく、色覚に困難を抱える人にも配慮されています。

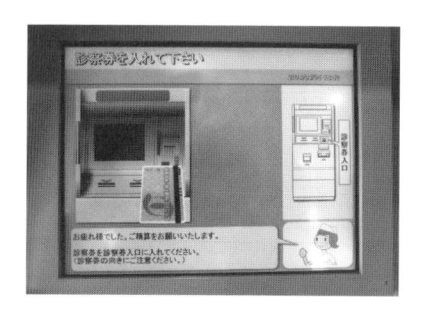

●会計手順（現金処理の場合）

(1) 診察券を入れる

(2) モニターに表示された請求金額を見て、お金を投入する

(3) 入金額を確認し、問題がなければ確認ボタンを押す

(4) つり銭を受け取る

(5) 領収書・明細書を受け取る

ごくシンプルな操作と、音声案内の併用で、処理のスピードアップをします

よく使う機械に似ていれば操作しやすい

多くの病院が導入している自動会計機は音声ガイドがあり、電車の券売機やＡＴＭに似たシンプルな操作手順です。他の機械の応用で感覚的に違和感なく操作できるように考えられています。

これらの機械は、似たような画面や操作方法だからこそだれでも迷わず処理ができます。このように、特別なものでなく、既になじみがあり、簡単に取り扱える汎用性の高い操作を取り入れるという視点も、施設などで応用していただきたいポイントです。

目の見えづらい方は、金銭の取り扱いが不便なこともあります。そのため、クレジットカードも利用できます。現金決済の場合でも、金額が出て確認ボタンを押すまでは精算が始まりません。現金の取り扱いに時間がかかる方にも便利。会計処理の機械化にとどまらず、見やすさ扱いやすさの両方を工夫すればスピードアップができるのです。

ポイント

- 簡単・確実・速やかな機械会計
- 大きく見やすく押しやすい画面
- 慣れた操作感でスピードUP
- 現金を扱わずにカード決済
- 既知の操作記憶を利用する

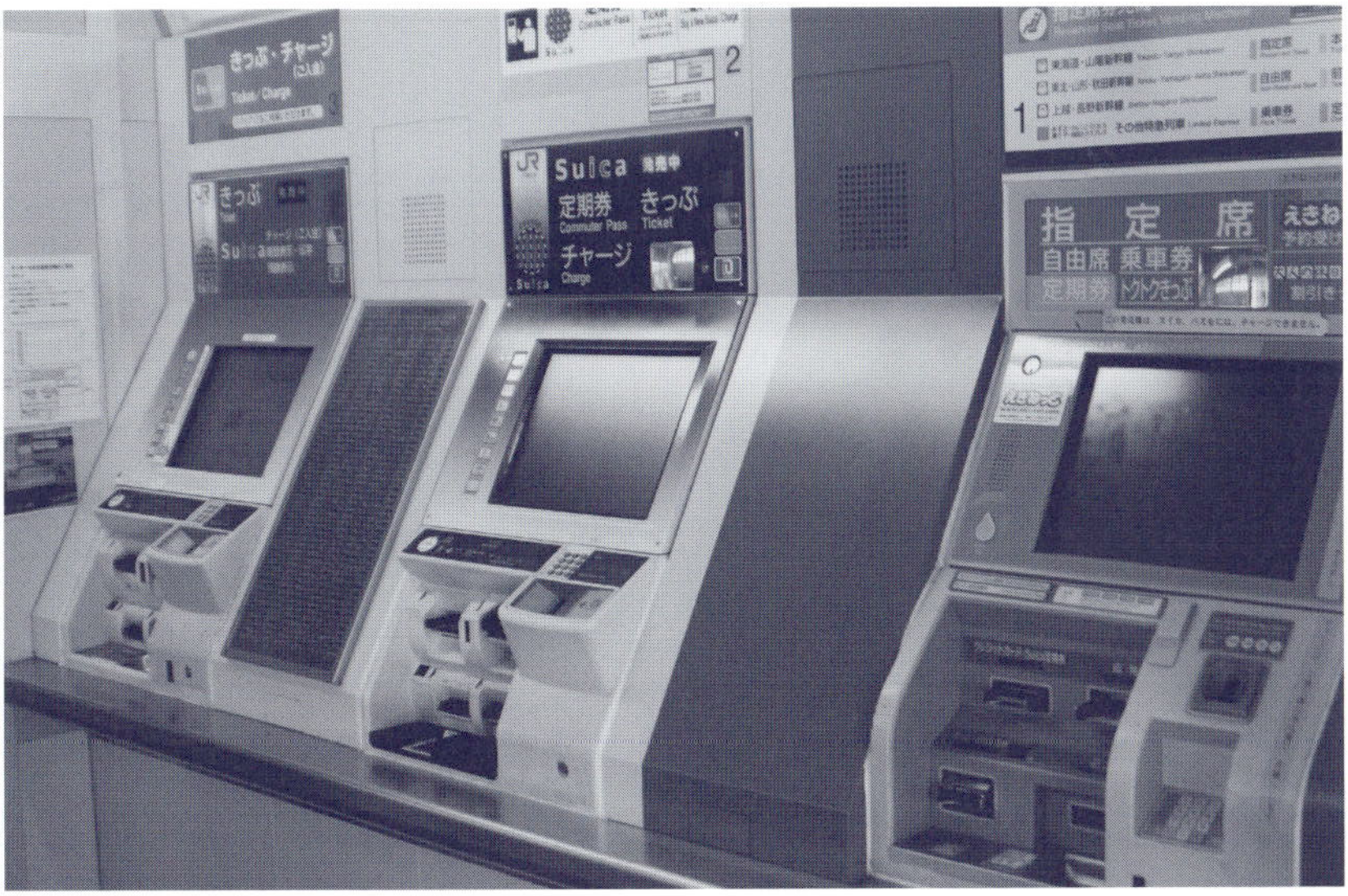

大きなモニター、音声案内、タッチパネルなど、
同じ操作感の券売機。

点字ブロックのはなし

街中を歩く時には、黄色い凹凸のブロックをガイドに歩きます。屋外にはいろいろな場所に黄色い、通称「点字ブロック」が置かれています。しかし、実際には突起は「点字」ではありません。

ブロックの大きさは、ＪＩＳ規格で定められています。30㎝角に高さ５㎜の丸い突起が25個、これが「止まれ」の意味を表す警告用。進路が交差したり、曲がったり、行き止ったりする場所に設置されています。同じく30㎝角に高さ５㎜幅17㎜のラインが４本あるものが「進め」の意味を持つ誘導用です。

見えづらい方は道路にあるこれらの「進め」「止ま

れ」のサインを足裏や白杖で確認しながら歩いています。

点字ブロックの上に貨物や手荷物が置かれたり、駐車・駐輪されていると、見えづらい方がぶつかったり、白杖で突き倒してしまう等の事故がおきるので注意したいもの。

屋内では点字ブロックの凹凸が段差となって高齢者など足腰の弱い人がつまずきやすく、さらには車いすやベビーカーの動きのさまたげになることが問題になっています。

これを解決するため、突起の高さをわずか1㎜と低くして車いすへの振動を約3分の1に、ベビーカーへの振動は約9分の1に抑えたユニバーサルデザイン型屋内用誘導タイル『UDフロアシステム（タジマ製）』も商品化されています。

突起高は低くても白杖で認識しやすい突起の形。高齢者にもベビーカーにも車いすにも優しい誘導タイルです。

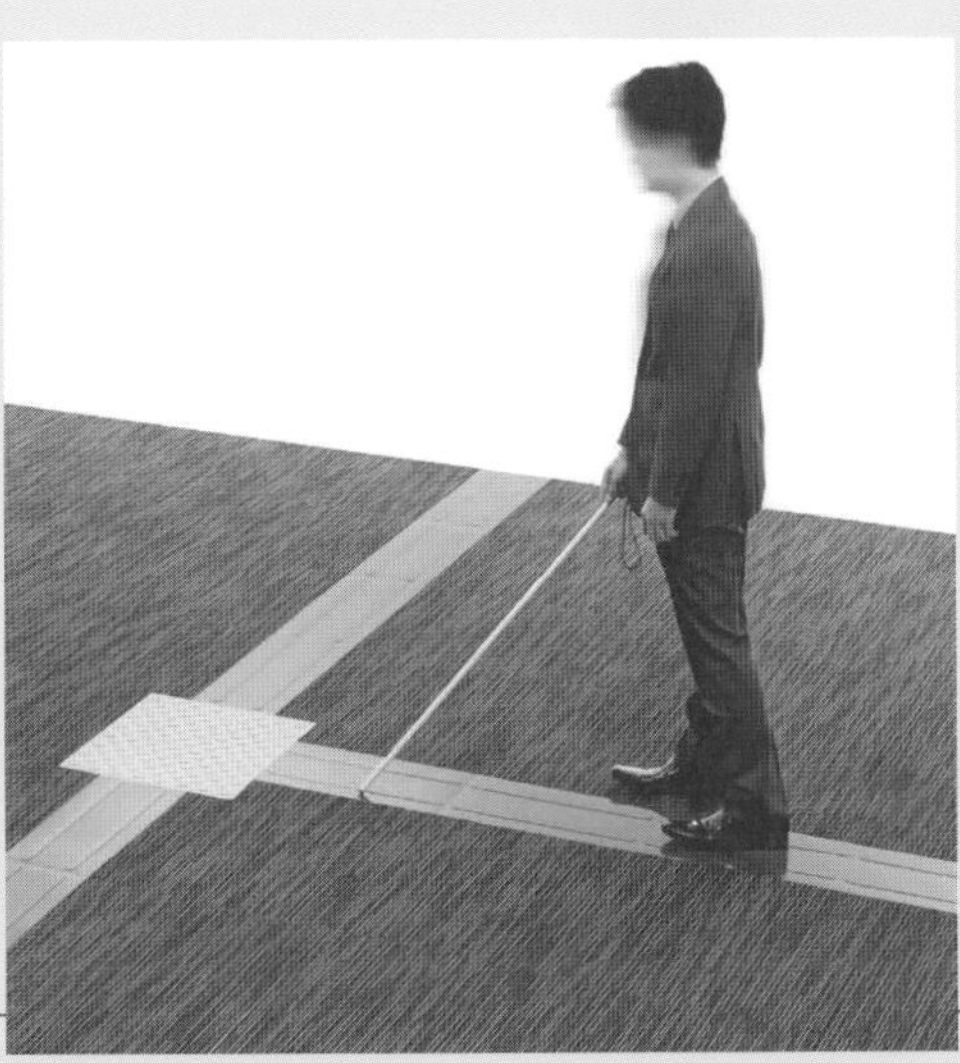

タイルカーペットにゴム製タイルを敷きこんだ「UDフロアシステム」。材質の違いと小さな突起パターンで屋内における視覚障がい者の誘導案内を行います。凹凸はわずか1㎜ですので、他の歩行者に影響がありません。

コラム

ロービジョンライフのデザイン　9

上手なトイレのエスコート

外出していたら、もよおしてきました！　どうしよう！　トイレの場所はある程度調べてあるものの、初めての場所では誰かに尋ねるか、トイレの場所を探す携帯アプリなどを使って調べることもあります。トイレ前で「男子トイレです」「多機能トイレです」のような音声案内があるところも増えました。

入口付近に点字でのトイレ内レイアウト表示があるところも増えてきましたが、中では誰もが絶対に失敗をしたくありませんよね。見えづらい人にとって慣れないトイレは、間違いなくストレスが多く不安です。援助がとても心強いシーンの1つ。

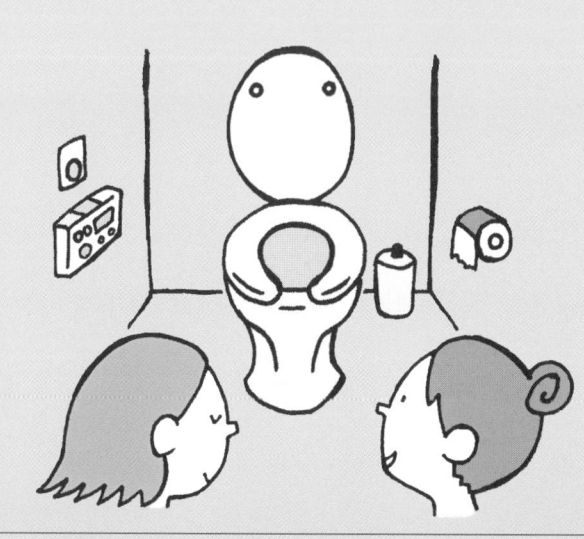

とはいえ、トイレサポートはできる限り同性の方が話しやすいですね。異性の場合には、トイレに行く同性の方や店員さん等に支援をバトンタッチする勇気をもちましょう！

トイレの内部について、本人に伝えておくことはたくさんあります。なぜなら、その後本人は一人きりになるから。

まず、入口からみて、全体の配置を説明します。便器は洋式か和式か、壁のどこにペーパーがあるか、ドアの鍵の場所とかけ方等々……最重要ポイントは、用をたした後に流すこと。流すボタンやペダルの位置などはしっかりわかっておきたいものですが、誤って緊急用のボタンを押すとこれも大変！　違いも伝えておかなければなりません。

本人が個室に入る時、ドアの外側で待機した方がいいか、あとは一人でも大丈夫かを尋ねましょう。トイレサポートはプライバシーと安心のほどよいバランスが肝心です。

リビング・ダイニングの安心デザイン

実は、家の中で事故が起こることは決して少なくないといわれています。住まいの環境の中で、だれもが安全に移動できるために最も大切なことは、「足もとによけいなものがない」ということ。

例えば、ダイニングルームで部屋の中心に食卓と椅子があることがわかっていて、行き着くまでに何の障害物もなければお年寄りも子どもも安心して移動できます。もし、足もとにゴミ箱や外出用のカバンがそのたび違う場所に置いてあると、つまずいて転倒する危険性ＵＰです。特に視野狭窄がある人などは、「何かある」と感づいていても、ものに近づくと見えなくなり、転んでしまうことがあります。

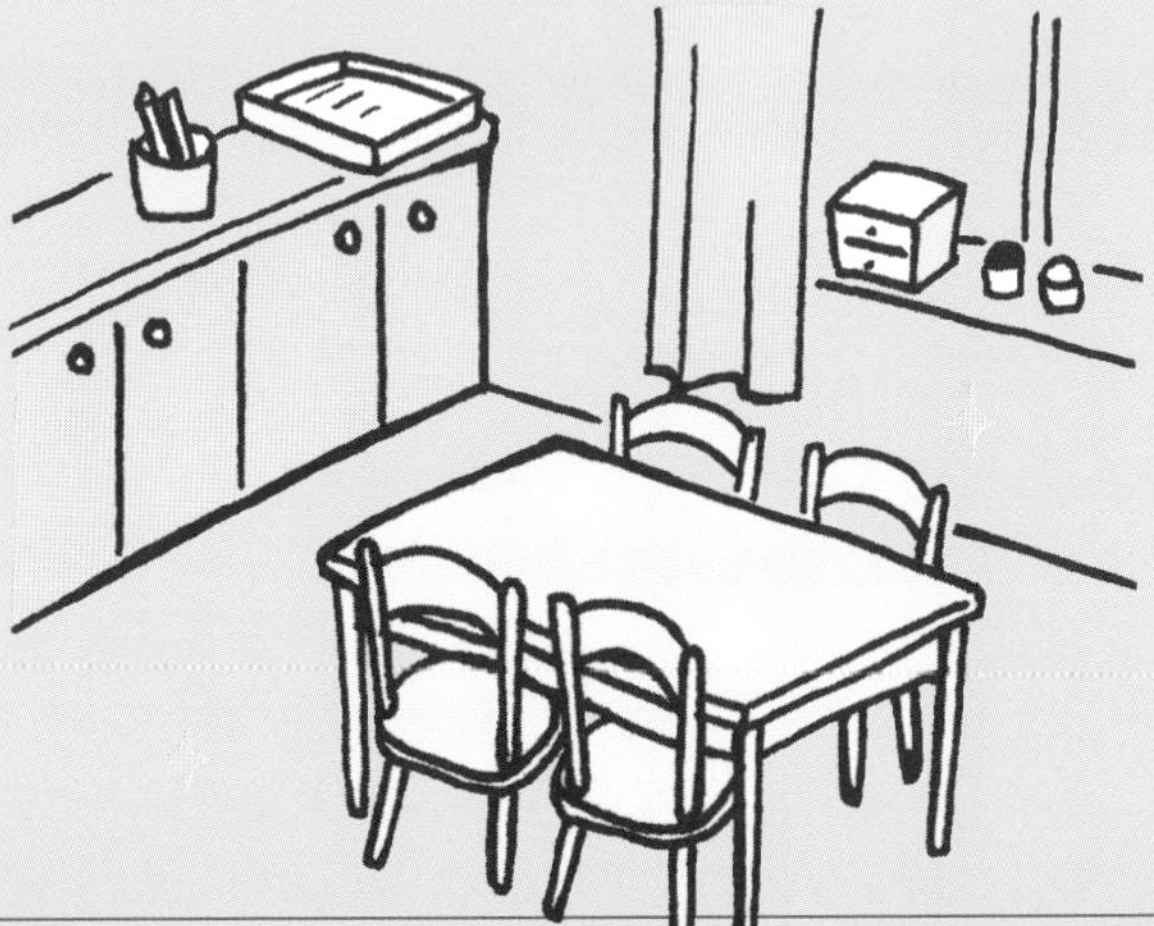

一般家庭も含め、高齢者や目の見えづらい方が暮らす場所では特にルールを決め、その通りにしておきましょう。ドアは開けるなら開け、閉じるなら閉じておかないと、半開きのドアにぶつかるなど事故が起こりやすくなるのです。また、原状回復はすぐにやる習慣を！　「後でやろう」と放置すると大きな事故につながるかもしれません。

また、見えづらい人にとって、「適度な明るさ」は大切。「暗いと足がすくんでしまう」という人には、廊下や階段などで足下を明るく、パソコンや調理など手元の作業をする時には、手もとに照明を使うと楽になります。逆に、普通の明るさでもまぶしく感じ、苦手な方は医療用の遮光眼鏡をかけて対策しています。

見えづらくても調理を楽しもう!

健康な食生活をおくるためにも自炊は大切。ずっと家族のために台所に立ち続けてきたお母さんが見えづらくなった場合でも、「みんなにご飯を食べさせること」ができるのは、その人の自信や尊厳につながります。

見えづらい状態での火や包丁の扱いは確かに怖いもの。でもいまは、電磁調理器やフードプロセッサーなど安全な調理器具も多くあります。各自治体が助成制度を設けていることも多くあります。

さらに、最近の家電は音声案内がついていたりして、タイマーなどと上手に組み合わせれば、調理の可能性は広がりそう。東京都盲人福祉協会では、安全な日用品の選定を支援したり、ロービジョン者用お料理教室も開催しています。

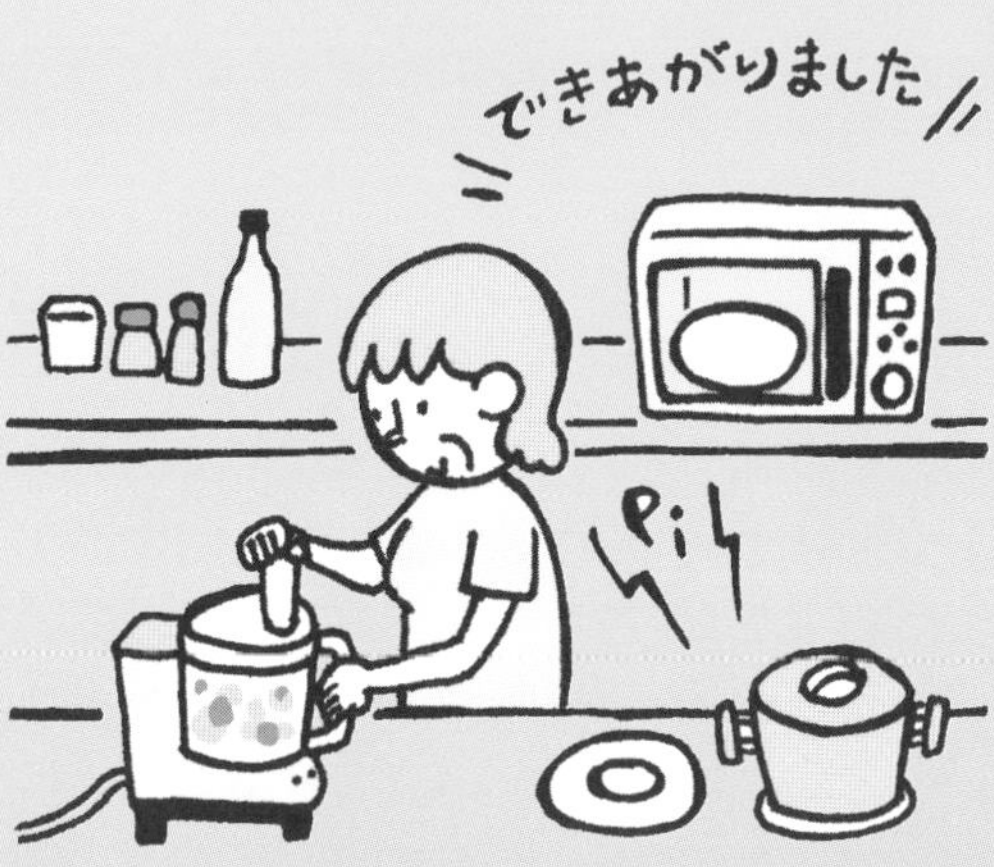

第4章

利用者の本音を掘り当てよう
新しいニーズを探り続けよう

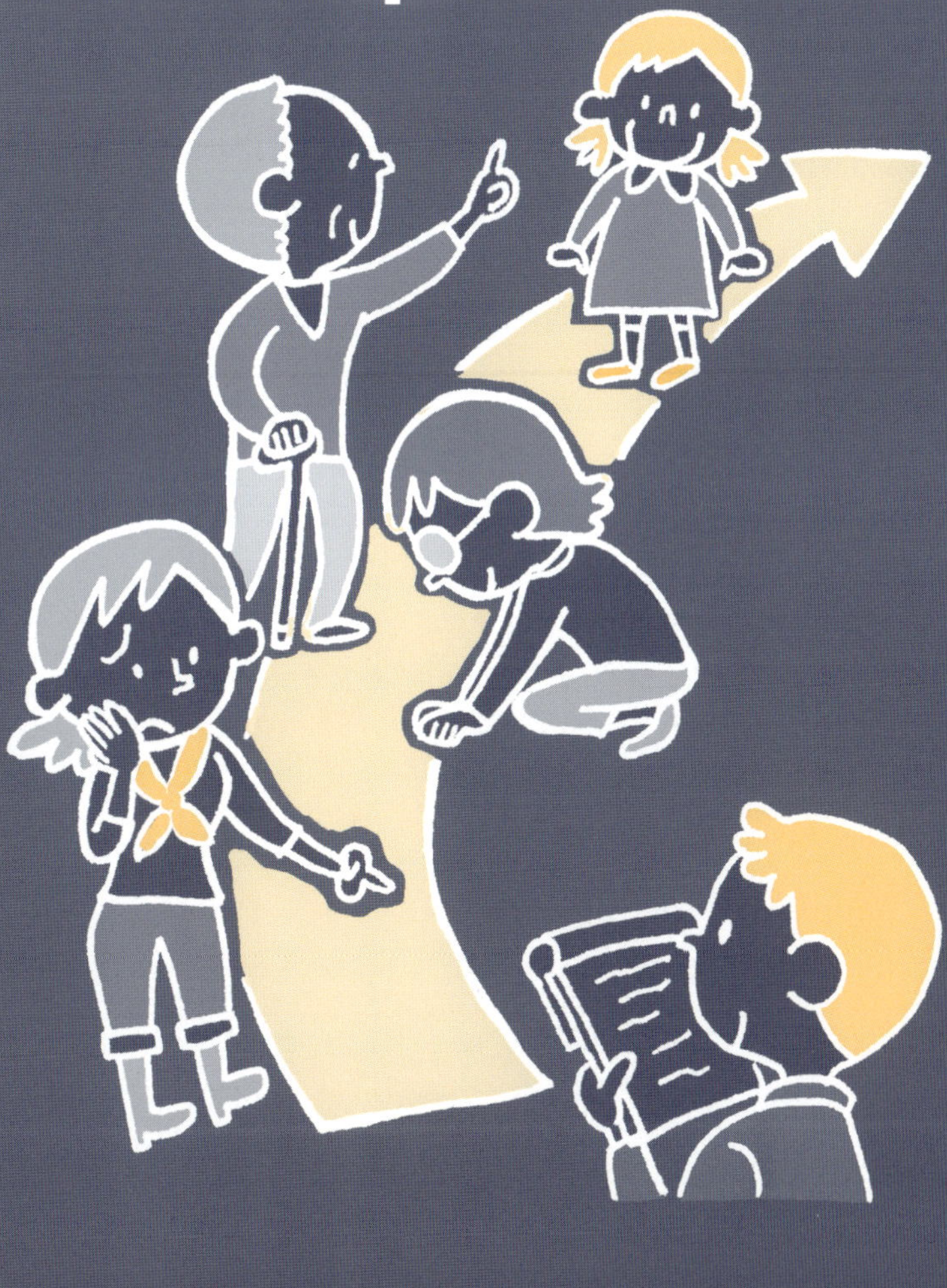

本気の調査とは

サービス提供側の予測に左右されない客観的な結論を探るためには欠かせない利用者への継続的調査

建築家　間瀬樹省

第4章では、実際に私たちが行った利用者調査について解説をします。「患者さんに本当に必要なことは何か」を知り、実際の設計にそれを反映させるための方法を書いていきたいと思います。

まず皆さんが医療施設を訪れる時のことを想像してみましょう。いつもより体力や判断力が落ちていたりして、不安な気持ちですね。そんな患者さんたちが利用する病院は、よりわかりやすく使いやすい空間であることが求められます。

しかし、現実には「居心地が悪くて、病院に行くだけで疲れてしまう」と感じて

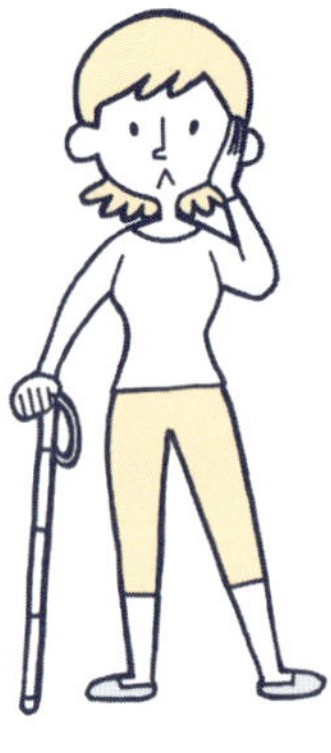

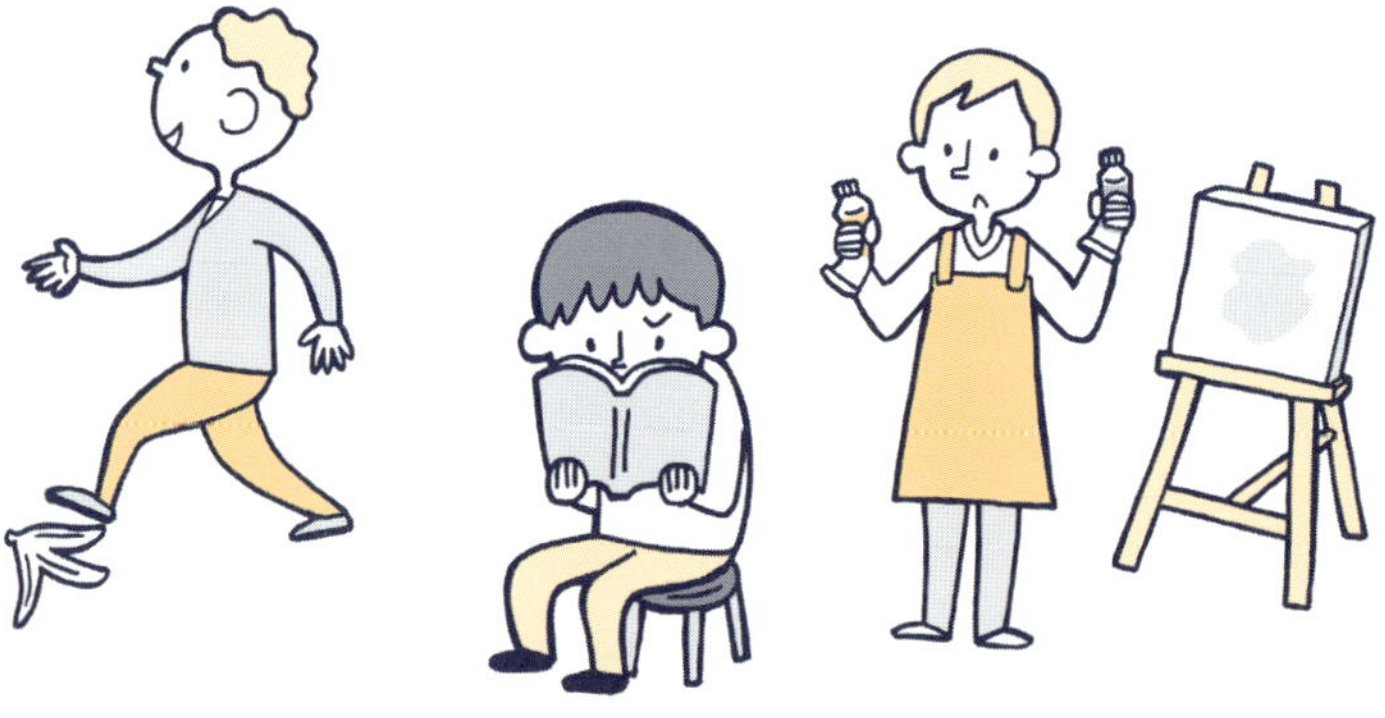

いる利用者が多くいます。使いやすさを考慮しているはずなのに……。

私にはその理由について思い当たることがあります。それは建築や設計に携わる人が「患者さんにはなんとなくこれが便利だろう」という憶測や思い込みのもと、曖昧な善意で設計してしまうことが多いという現実です。

このクリニックの設計を依頼された時、病院の理念である「患者さま第一主義」という言葉を聞きました。「目が見えづらい患者さんの視点を取り入れた病院を作りたい」という井上院長と病院スタッフにより構成された新クリニックプロジェクトチームの熱い思いの原点となる言葉です。

その時から「患者さんにとって本当に使いやすく快適な空間とは何か?」を改めて強く意識し始めました。「日本一の眼科クリニックを作りたい」と依頼された意味が理解できたように感じたのです。そこで、従来行われてきたアリバイ的な調査をしたり、単に利用者に感想を聞くのではなく、客観的に判断できる調査を企画するところから始めました。その調査結果をそのまま生かしたデザインにすることで、使いやすい空間作りが実現したのです。

約100名もの通院患者さんに呼びかけ、現場スタッフの意見も取り入れて、患者調査は行われました。実際の調査の概説と、そこからわかった調査のコツについて詳しくお伝えしたいと思います。

まじめな利用者調査のススメ

空間を使う利用者のホントの姿を設計者はホンキで理解しよう

ポイント

- 勝手に想像せず調査をしよう
- 試してもらい観察しよう
- 利用者の感覚をデータから把握しよう
- 改善ヒントを教わろう
- こうして実際に使える人を増やしていこう

病院や施設で、最も大切なのは患者さん（利用者）が快適に過ごせる場所であること。でも病院にいるうちにさらに疲れてゆううつな気分になった経験はないでしょうか。実際に、病院のハード面を「利用しづらい」と感じている人は75％もいます。※
病院・施設の責任者や設計者の多くがみな、「利用者さんにとって快適な場にしたい」と考えていて、ユニバーサルデザイン（UD）の導入も意識しているはずなのに、なぜこんなことが起こるのでしょう。

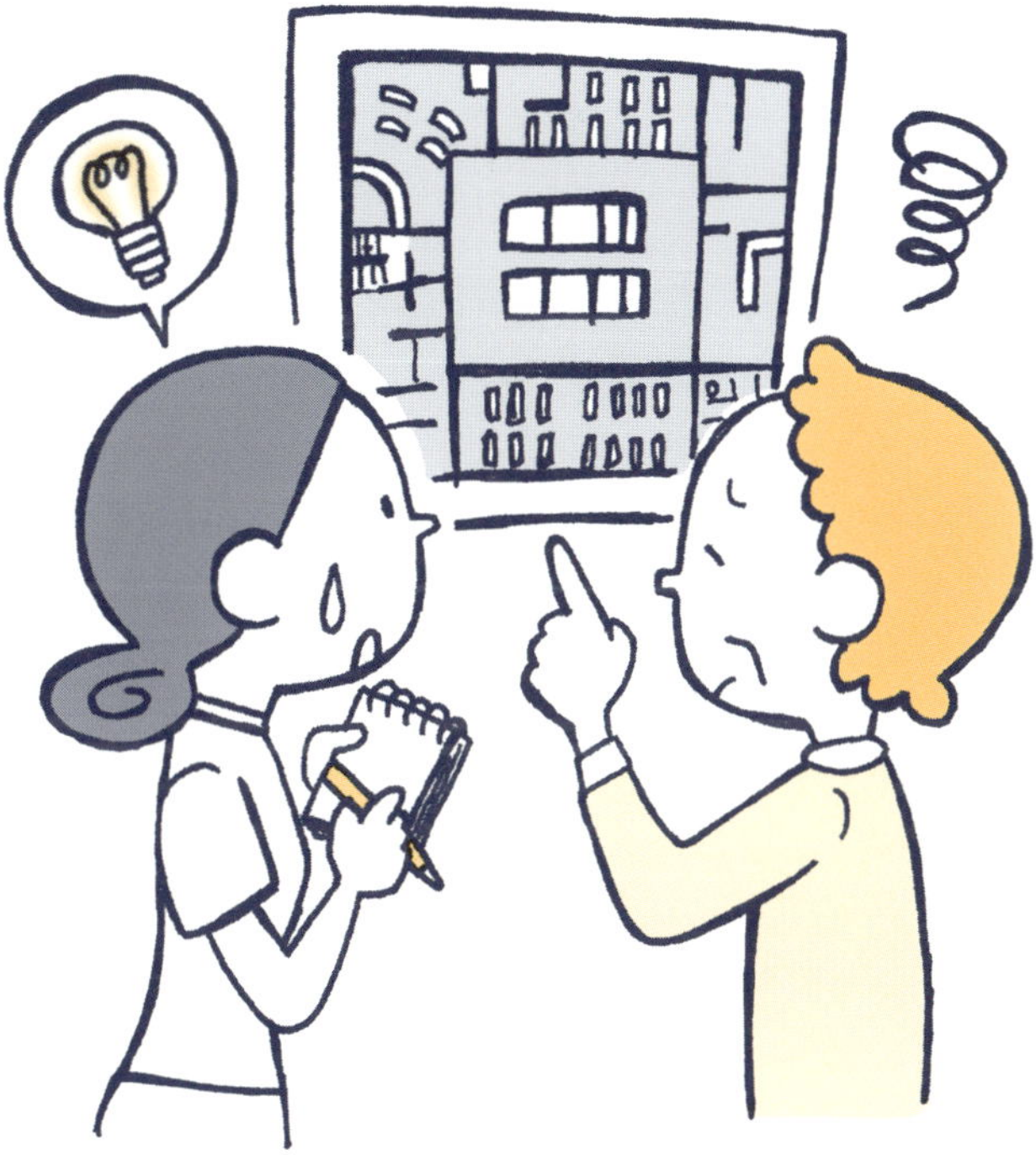

その理由は、設計者や施設側には困難を抱える人がいない場合が多く、「患者さんってきっとこうだ」と勝手に予想してデザインしているからだと考えています。評価してもらう場合も、モノが出来上がってから利用者さんに「使いやすそうだ」という言葉をもらい満足してしまっていますが、本当の快適さは、本人に試してもらわなければわからないのです。

頭で考えることは想像の範囲を超えません。この事実を謙虚に受け止め、「とにかく調査で確かめよう！」というのが「利用者調査」の基本的姿勢です。

利用者さんの困難を本当に理解するためには、この「観察させてもらう」「教えてもらう」、謙虚な姿勢が大切です。そして調査の結果をきちんと分析し、デザインに生かすこと。このコミュニケーションを経て初めて利用者のための空間になるのです。

※2006年ユニバーサルデザインフォーラムが行った「病院の利用に関するアンケート」より

調査項目の選択とタイミング

調査内容と適切な時期をみきわめる わかった結果は最大限生かそう

ポイント

- ハード面は設計中から調査
- 調査でプランを高めよう！
- 焦点を絞れば大規模施設も調査可能
- 「根拠なき推測」は、調査のジャマ！
- サービスはオープン後も調査で改善できる

施設などのハード面を設計する時の決定権は、通常、経営者などの責任者にあります。このため検討時には「実際にその場所を使う人」は不在なことがほとんど。なかなか利用者の感覚が建物に反映されることは少ないのが現状です。

本当に利用者にとって使いやすい空間やモノを作りたいと考えるなら、設計やデザインを考える段階で利用者調査をして、実際の様子を見る必要があります。

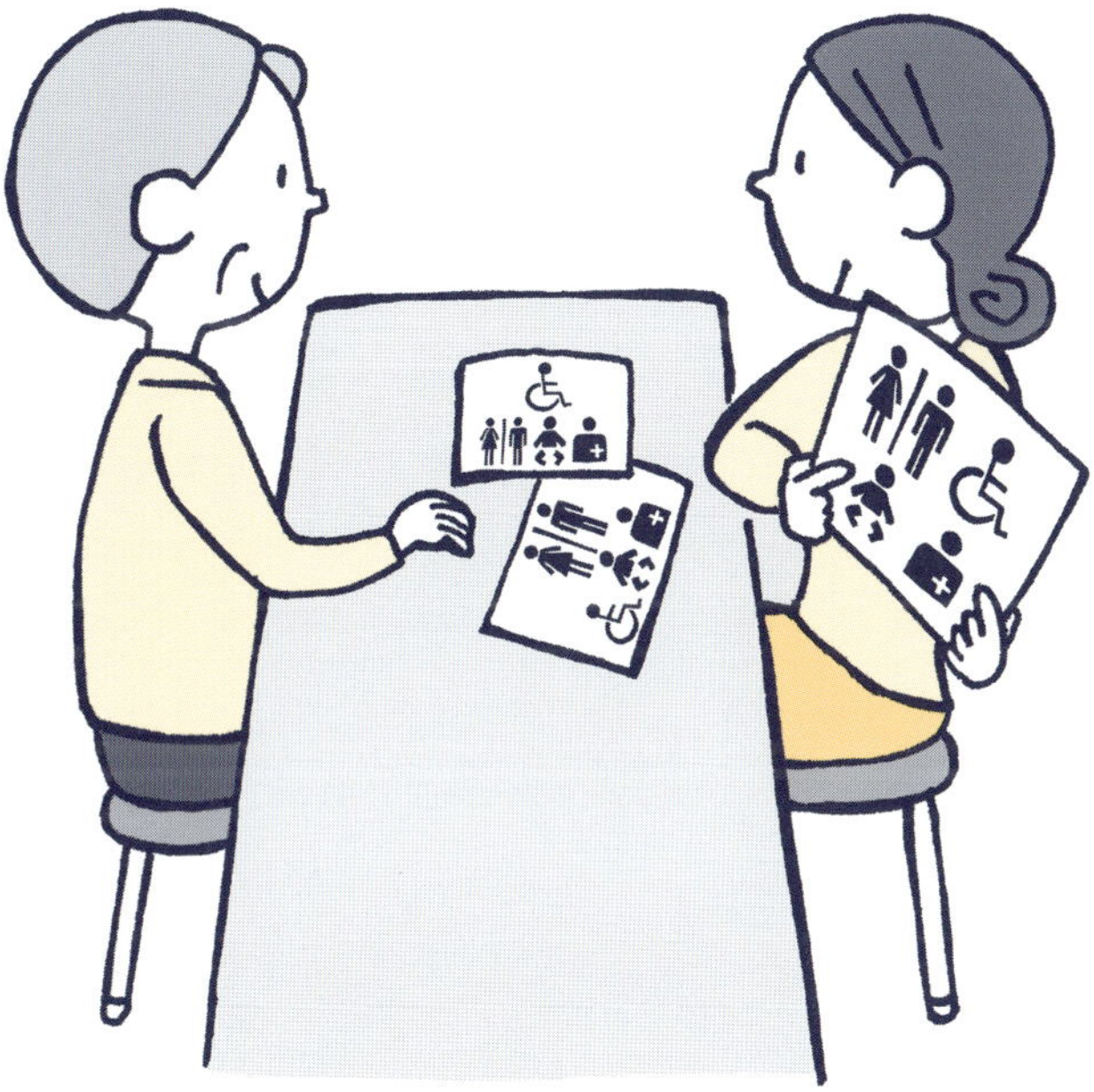

事前に利用者が使ってみることでしか、その使い勝手は確認できません。モノやサービスについて複数の案を作成して試用調査を行いましょう。

でも、大規模な施設を計画する場合、すべての環境を事前に試してもらうのは難しいもの。こんな時は何を調べたいかを絞り込み、タイミングよく調査しましょう。

このクリニックの場合、「案内サインの表示によりうまく利用者を誘導できるか」について、設計時に徹底的に調べました。もし、ハードについて事前に詳細な利用者調査をすることが現実的でない場合でも、実現可能な範囲で調査を実施した結果を反映したいものです。

また、サービスなどソフト面は運用の変更が比較的容易です。施設の使用開始後にも調査を実施し、その結果に基づく改善を行うことで、さらにだれもが嬉しいサービスへと高めていくことができます。

調査協力者の上手な選び方

実際に使う患者さんに声をかけよう
環境作りに患者さんや職員も巻き込もう

ポイント

- 関係者の使用感は中立ではない
- 「アリバイ調査」は無意味
- 「中立な利用者」を調査対象に
- 「だれにとって使いやすくしたいか」で、モニターを選択

「利用者調査」と簡単にいいますが、実際に利用者に来ていただき、さまざまなポイントをしっかり調査することは、時間もお金もかかる大変な作業です。

でもだからといって、手っ取り早く、決めたいデザインを支持してくれそうな人に行う「アリバイ的調査」は避けたいもの。

特に、施設の関係者は、調査事項に関して多少なりとも予備知識があり、さらに結果に対し利害関係もあります。そのため、純粋な使用感とは別の視点が結果

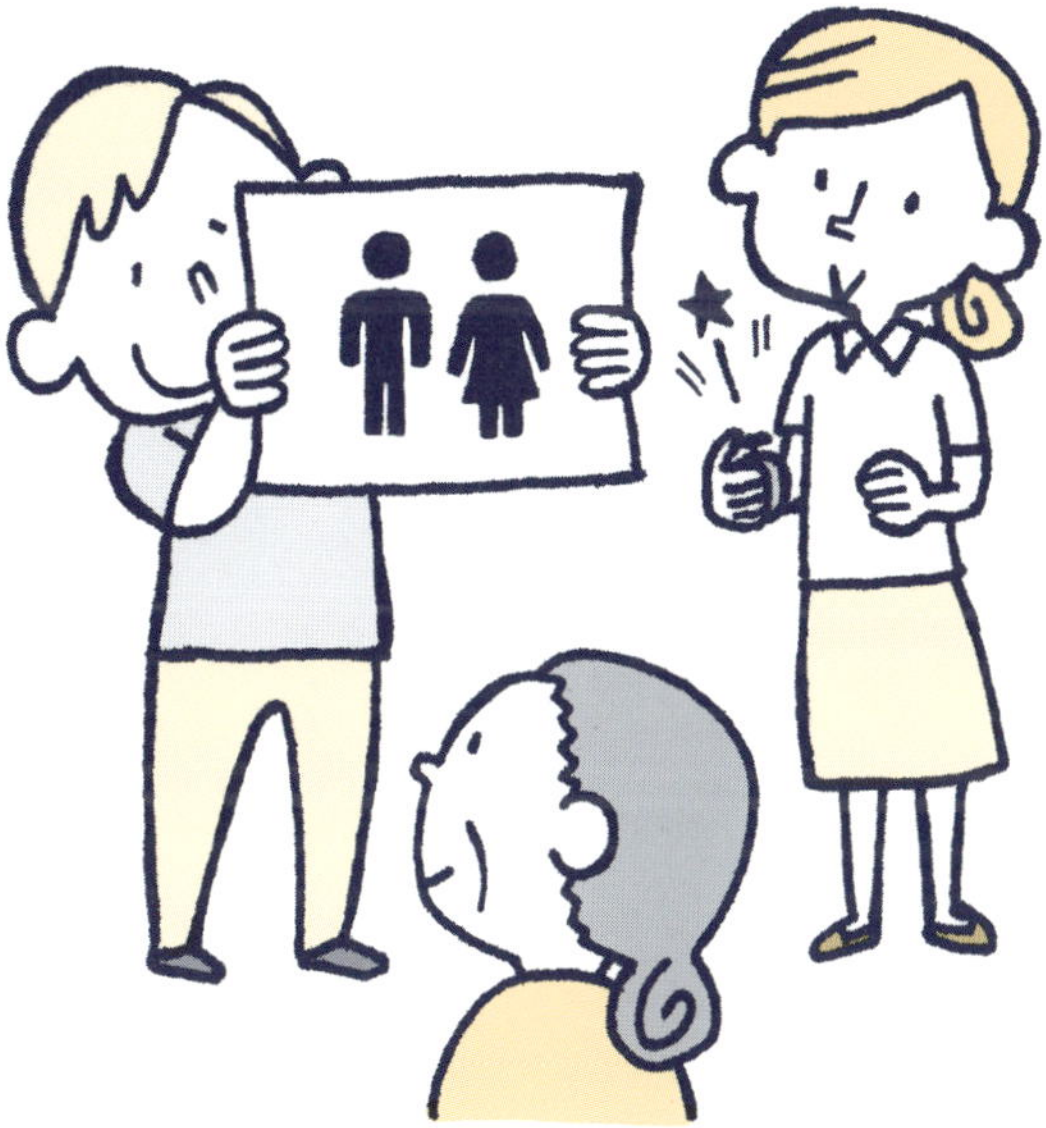

に影響しかねません。やはり、純粋な利用者の立場で答えてくれる第三者に調査を行うのが基本です。職員が環境への意識を高めるため、調査スタッフとして関わることは大切ですが、使いやすさを確かめる調査のモニターにはならないようにします。

さて、利用者といってもいろいろな人がいます。何らかの障がいをもつ方、子どもも、妊婦さんも、外国人もいます。病院はこのように多様な人々に使いやすいことを目指していますが、世の中にはあまりに多様な方がいるので、全員が満足できる空間を作るのは残念ながら不可能です。

そこでお茶の水・井上眼科クリニックの調査では、視機能に問題を抱えた利用患者さん約100名にご協力をいただくこととし、「高齢者及びロービジョンの方々」が院内を上手に移動できる方法を調査することに焦点を絞りました。ポイントを絞って一つひとつ調査し、解決して、空間の満足度を高めていくのです。

調査手法の特徴と選び方

調査手法にも一長一短がある
目的に合わせて手法を組み合わせよう

ポイント

- 調査目的に合った手法を併用
- 評価の言葉をうのみにしない
- パフォーマンスを観察し、データで分析
- 心理面把握にはアンケート方式を
- 客観性のあるデータをとる

環境やサービスを利用者が上手に使えるかどうかを正確に把握することは大切なことです。ところが実際に使えるかどうかについて、当人は把握できていないことが実は多いのです。自分では正しい使い方をしているつもりでも、実は間違っていることってありますよね。ですので、利用者本人に「使えますか、使えませんか」と尋ねても正確な情報を得ることはできないのです。

そこで私たちは利用者に実際に使ってもらい、その

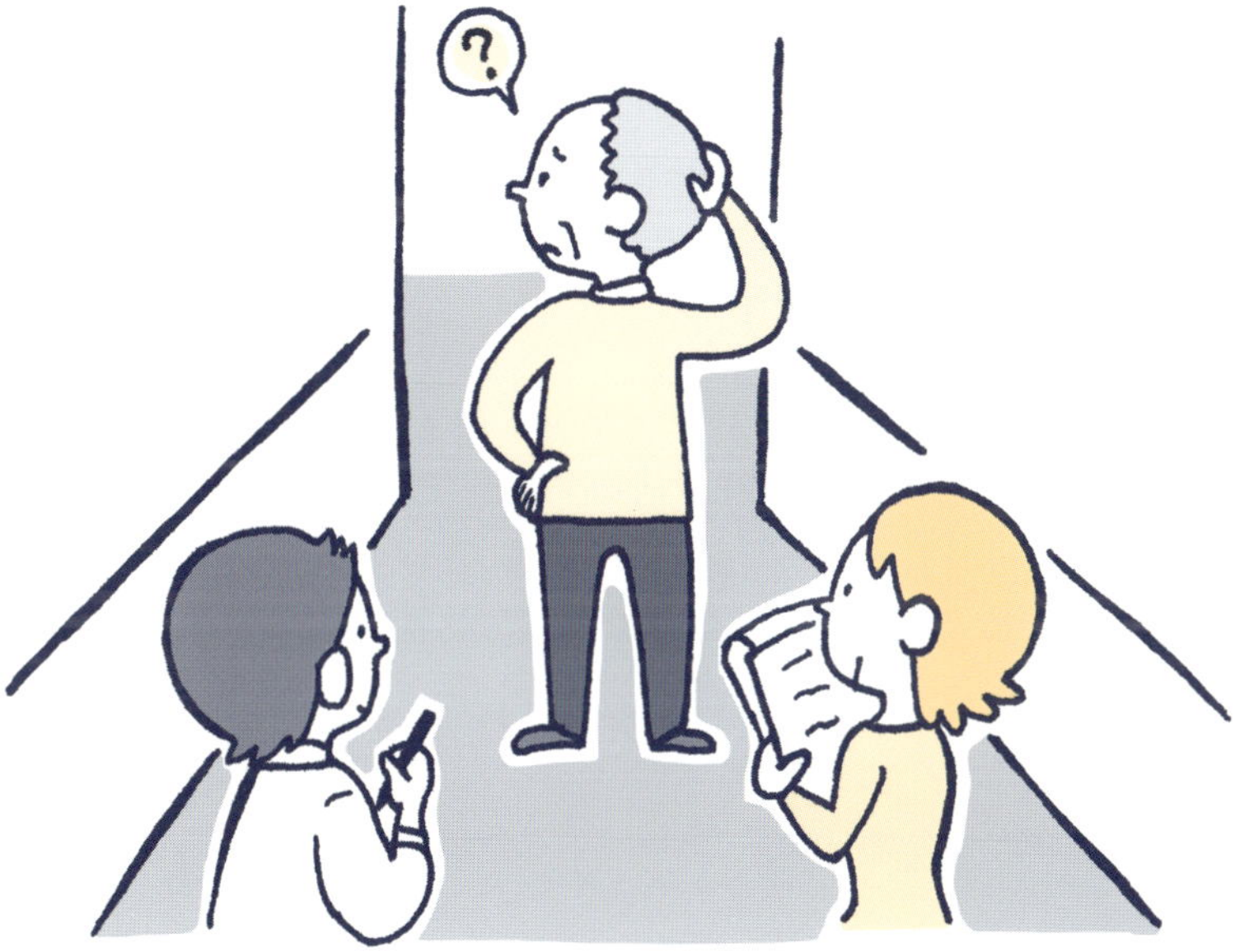

状況を観察してデータ化する「パフォーマンス測定法」という方法を主として調査を行いました。実際に行動してもらい、その行動にかかった時間や、途中で戸惑うなどの「エラー行動」の数を測定し、使いやすさを数値で評価する方法です。ただ、数値だけだと利用者の心理面（使いやすいと感じているかどうか）が把握できないので、リカート法やSD法というアンケート方式の調査も実施しました。

また、設計の初期段階でデザインに大きな問題がないかどうかを確かめるために、利用者に直接インタビューする直接対話法による調査も行っています。設計の初期に大きな問題を除外することで、無駄な設計業務や調査を省くことができます。

利用者にとっての使いやすさをできるだけ正確に把握してデザインに生かすために、段階に応じた客観性のある調査を企画し、正しい方法で調査を行っていきましょう。

お茶の水・井上眼科クリニックで実際に行った調査方法

<table>
<tr><td colspan="2">直接対話法</td><td>直接インタビューする方法。モニター時の様子観察と同時に行うことも。当クリニックでは、初期調査で、提示するサンプルに大きな問題がないかどうかを確認する際に採用された。</td></tr>
<tr><td colspan="2">パフォーマンス測定法</td><td>実際にサンプルとなるデザインができた後、課題を出して実行してもらう。目標達成までの所要時間、エラー（首をかしげる、周りを見回す、立ち止まるなどの動作）回数、重大なエラー（場所をまちがえる、違う場所を指差す、文字を読み違えるなど）を起こした人数を調査員が測定。発話も記録する。</td></tr>
<tr><td rowspan="2">アンケート記入</td><td>リカート法</td><td>快適性、有効性、安心感、完成度、主観的満足度、学習のしやすさを５段階で評価してもらう。</td></tr>
<tr><td>ＳＤ法</td><td>「楽しい - イライラする」「安全 - 安全でない」「簡単 - 複雑」「協力的 - 非協力的」「早い - 遅い」を選択してもらう。</td></tr>
</table>

「誘導のための情報」調査

新クリニックプロジェクトチームが当初から最も大きな課題として掲げていた、「見えづらさを抱えた患者さんの誘導」に関する利用者調査は、案内サインや院内マップなど、移動に必要な情報提供を患者さんにとって最適なものにすることに焦点を絞って行いました。

まずは、建築物の構造をシンプルにすることですが、ストレスのない誘導のためには、そこにさらに適切なサインや地図を加えることが必要です。それらを使って方向や場所の「わかりやすさ」を生み出すことが極めて重要なのです。

私たちは院内デザインの決定段階で実際の患者さんに参加いただく調査を実施し、使いやすさを確かめました。

実際に行った調査の一部と、具体的にわかったことをご紹介します。

誘導サインの調査

見るべき位置に必ずある「誘導サイン」
目立つ大きさと色で文字表示を

ポイント

- 見つけやすく、目立つ存在に
- 濃い色の地に白抜き文字
- 見る人の視線の高さに表示

目的地へ導く誘導サインは行き先への道筋を知る手がかりです。存在が目立ち情報が目に飛び込んでこなくてはなりません。

そこで、薄い色の壁に対し目立つ濃色の地に、白抜き文字のデザインとしました。

濃色の地の色は、ダークブルー、ダークグリーン、ワインレッドの3色を候補とし、まずは利用者に見やすさの調査をしました。結果は濃い色の地である3色どれもがまぶしさを感じにくく、見やすいとい

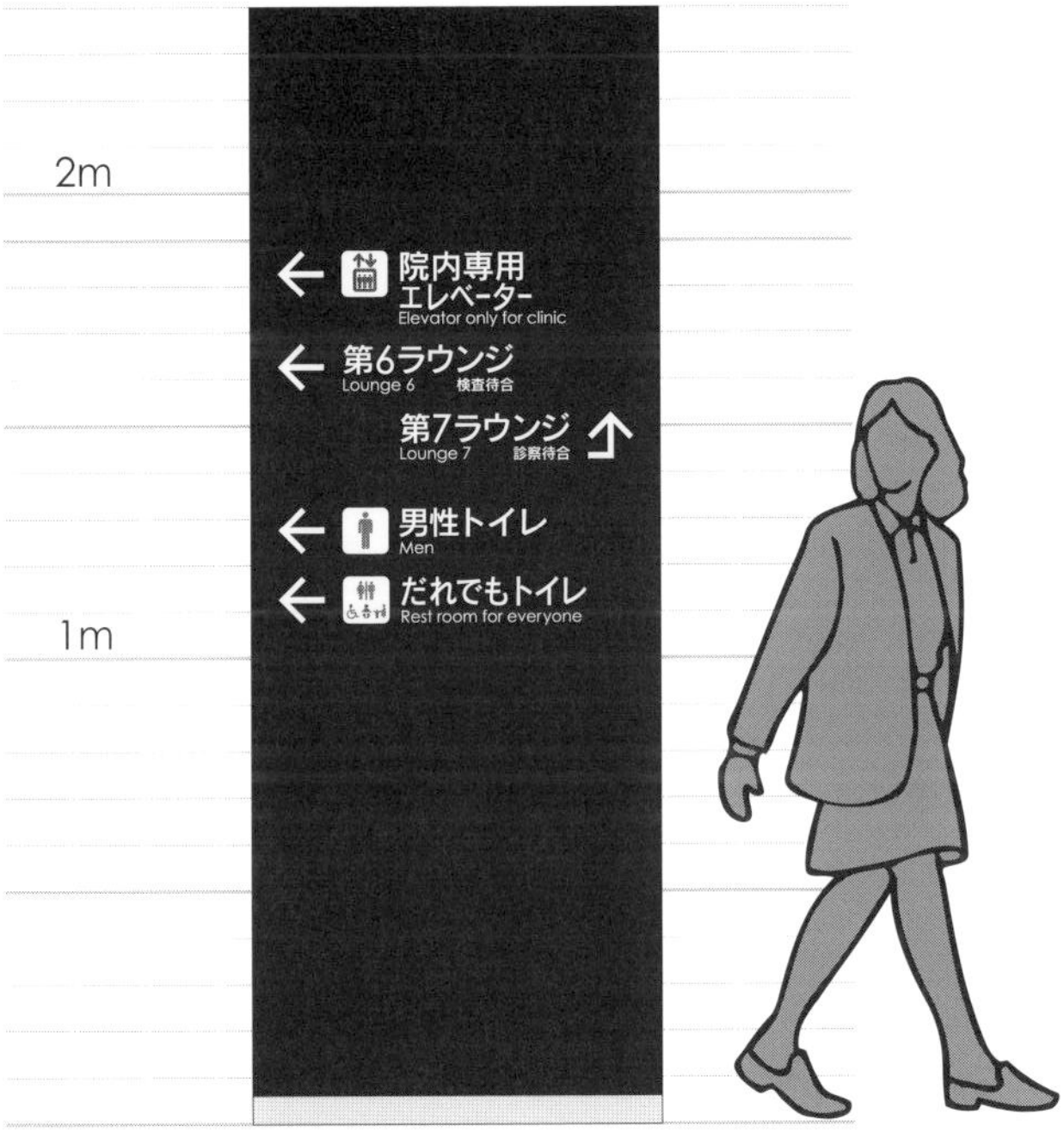

現在のサインの文字配置と大きさ。

うものでした。

そこで、より多くの人に好まれる色にしようということで、スタッフを対象に調査をしました。すると職員の半数がダークブルーを一般的に好まれると支持し、採用することにしました。

また、誘導サインの文字配置は、視野の狭い方から文字が上下に広すぎると見づらいとの意見がありました。そこで、高齢者にも配慮して視線の高さを１４５㎝程度と想定し、その上下45㎝の床上１・０〜１・９ｍの範囲に文字を収めています。

ピクトグラムの調査

直感的にわかる絵のサイン
ぼんやり見えても理解可能な形に

ポイント

- ぼやけてもわかる形状
- 見ただけで意味を把握できる形状
- 色に頼らず認識できる配慮

看板の文や意味を表す絵（ピクトグラム）は、信頼性が高いだけに、見間違えると大変！　男性が女性トイレに入ったら、最悪だと犯罪者扱いです……。

トイレを表すピクトグラムは、一般のものとは別のオリジナルデザインを考案。実際に見比べ判別してもらうパフォーマンス測定法と、ＳＤ法・リカート法の調査をしました。

さらに、多目的トイレの表示は、見やすく、思考の流れに適合したサインが好成績でした。

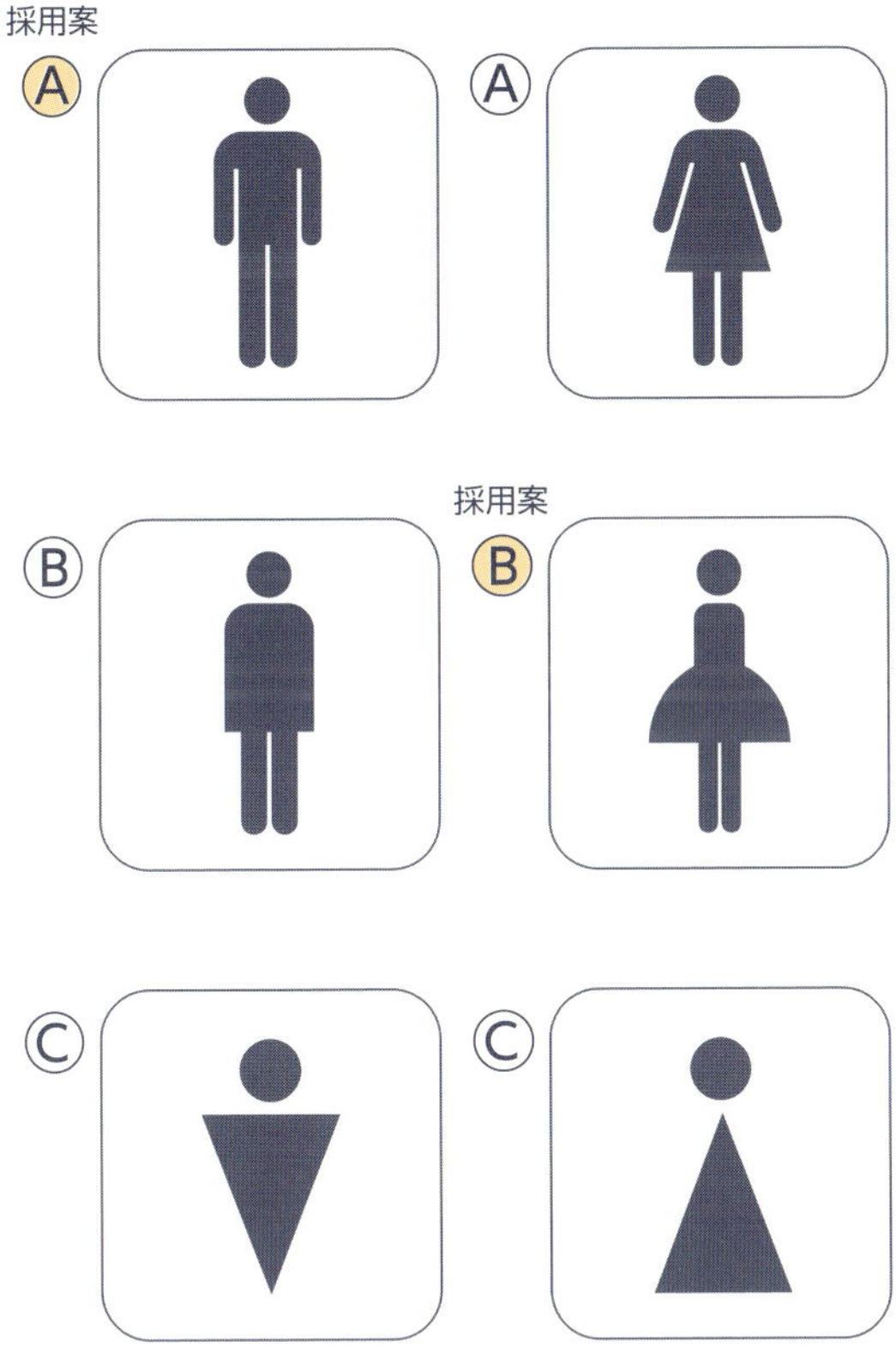

女性はスカートのすそを強調、男性は手と胴体が一体化したオリジナルデザインタイプ（Ⓑ）を作成し、3種類のピクトグラムで「ご自分のトイレを選んでください」と調査。男女を色で区別しないよう全てダークグレーにし、色弱の方にも形のみで伝わりやすいピクトグラムを意識しました。女性はスカートの裾が広いタイプⒷが好成績で採用。男性はⒶとⒷが同成績でしたが、一般タイプⒶのデザインがより自然と評価され、採用しました。Ⓒは男女の見間違いが発生するなど成績は最下位でした。

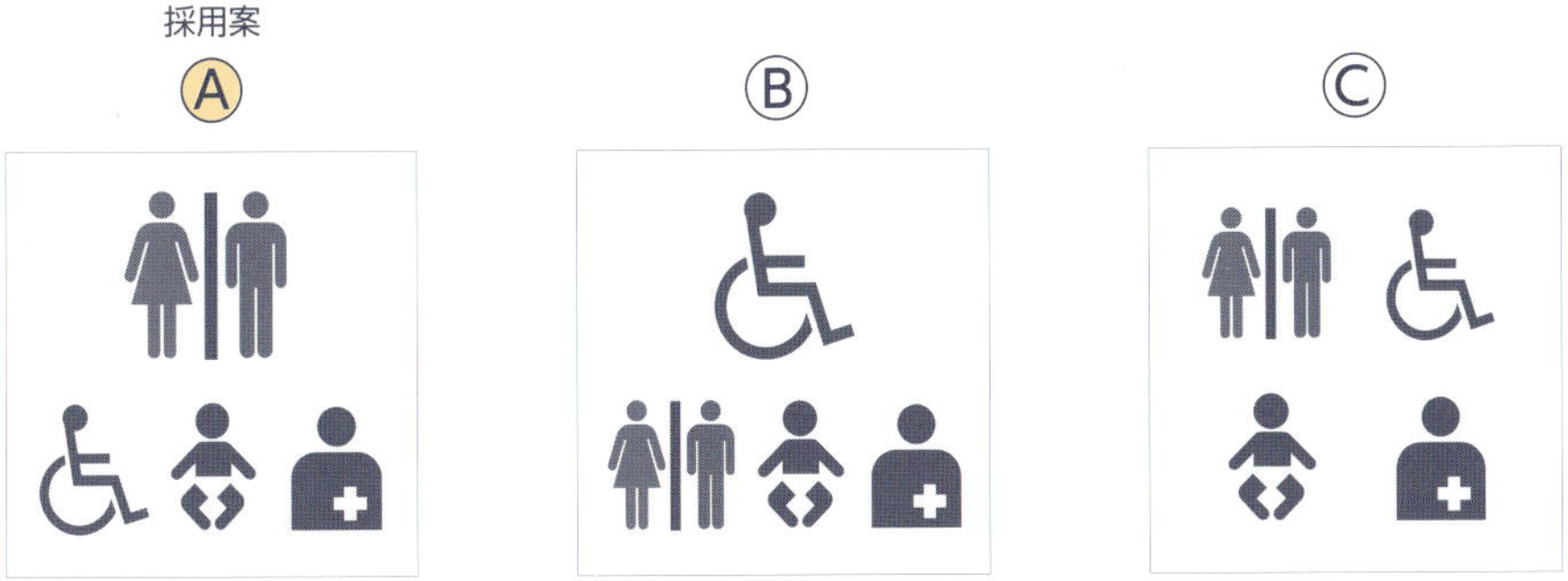

「だれでもトイレ」の表示。これらのサインを見て「ここはなんの部屋ですか？」と調査。男女のトイレマークが大きいⒶが「ここはトイレ→でもだれでも OK」という思考の順序に合っていました。

書体（フォント）の調査

太さが同じで　くっきりした文字
読み間違いの少ない、違いが明確な字の形

ポイント

- 文字は太さが均一な書体を
- 似た数字の読み違いに配慮
- UD対応フォントの採用も一案

和文・数字各3つの書体による文章を提示し、読み上げてもらい、読み間違いなどのエラー回数や読み終わるまでの時間を計測するパフォーマンス測定法で調査。和文書体は文字の線が均一で細い部分がない明瞭な角ゴシックのロダンが選ばれました。また、数字書体は3・6・8・9など形が似ている数字でもはっきり違いがわかり、読み間違いが少ないセンチュリーゴシックが最も見やすいという結果が出ました。

現在ではUD対応フォントも開発されています。

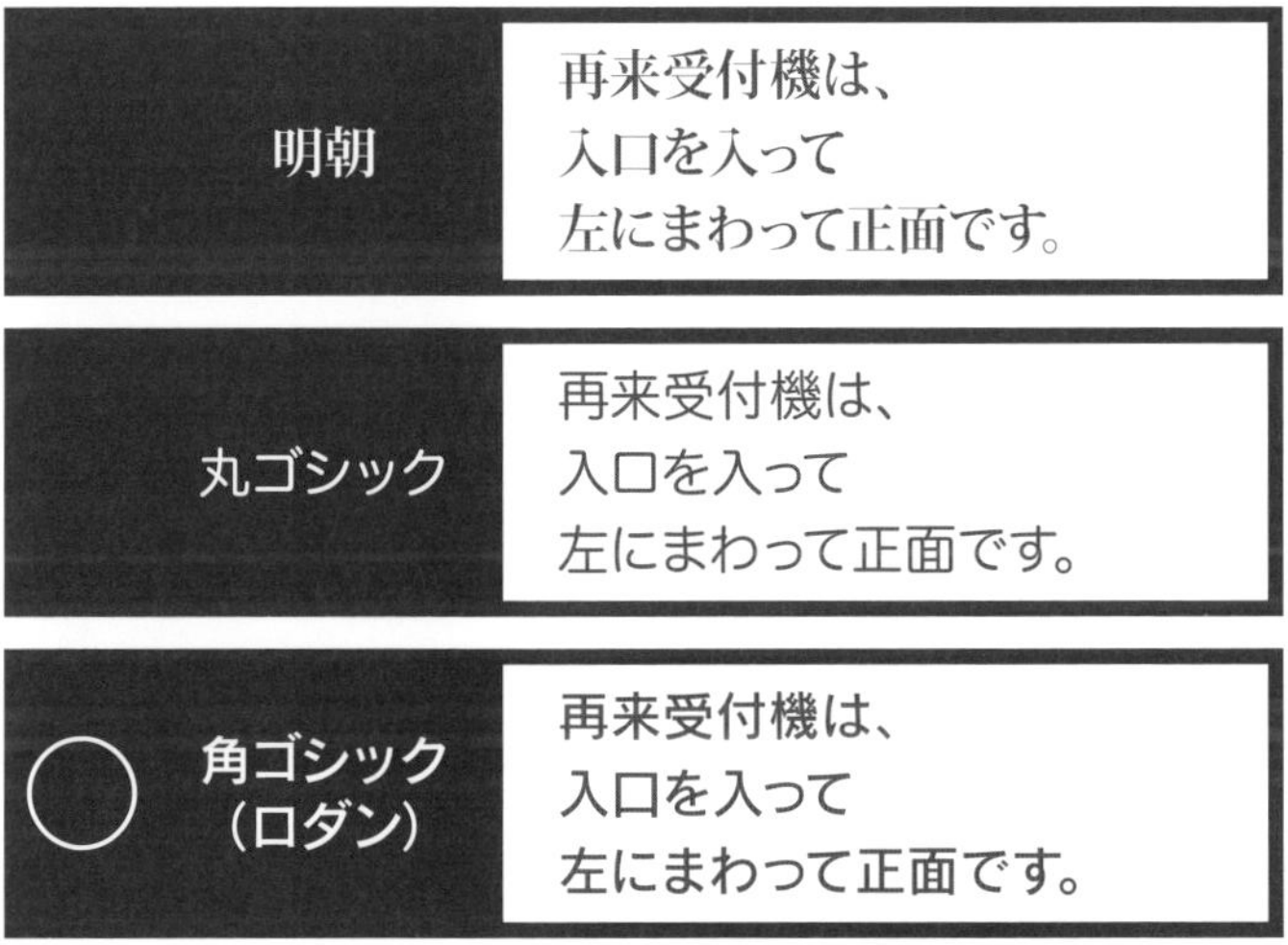
明朝
再来受付機は、
入口を入って
左にまわって正面です。
丸ゴシック
再来受付機は、
入口を入って
左にまわって正面です。
角ゴシック
（ロダン）
再来受付機は、
入口を入って
左にまわって正面です。

和文書体の調査と採用案

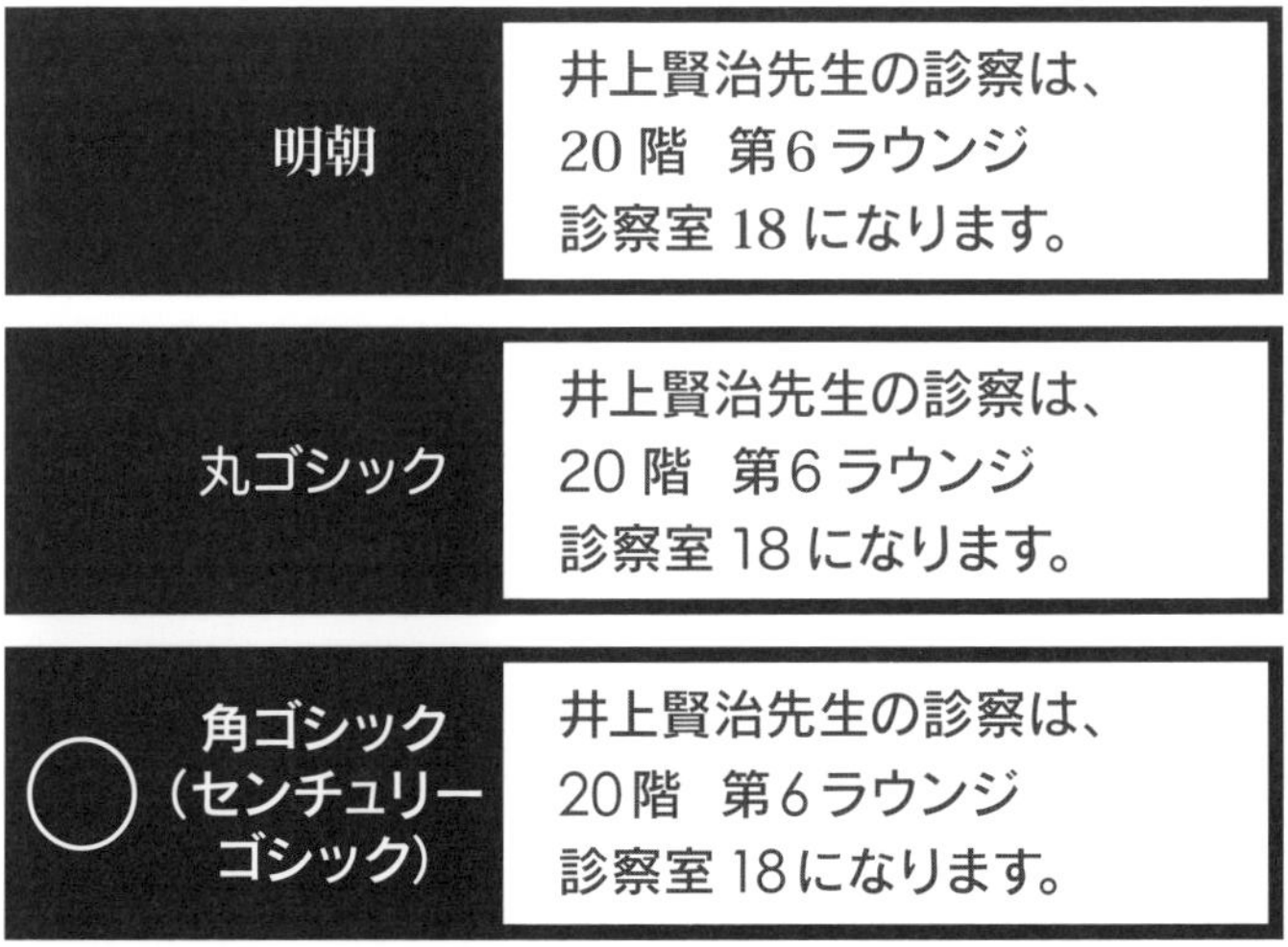
明朝
井上賢治先生の診察は、
20階　第6ラウンジ
診察室18になります。
丸ゴシック
井上賢治先生の診察は、
20階　第6ラウンジ
診察室18になります。
角ゴシック
（センチュリー
ゴシック）
井上賢治先生の診察は、
20階　第6ラウンジ
診察室18になります。

数字書体の調査と採用案（3案とも和文部分の書体は上で採用された
ロダンを使用）

院内マップの調査

大きければいいわけじゃない
見る人が必要な情報だけに単純化

ポイント

- 視野に入る大きさに配慮
- 情報を極限まで整理
- 色覚の違いに配慮・色名を文字表記

フロア全体をイメージさせ、目的地への行き方を理解させる院内マップは、大きさ2種類（50㎝角、60㎝角）・情報量3種類、計6種類の案を用意。その上で患者さんに地図上の特定の場所がわかるかどうかを確認してもらうという調査をしました。

その結果、調査では、一目で全体が視野に入りやすい50㎝四方が見やすいという結果になりました。

院内マップは大きいほど見やすいと考えてしまい

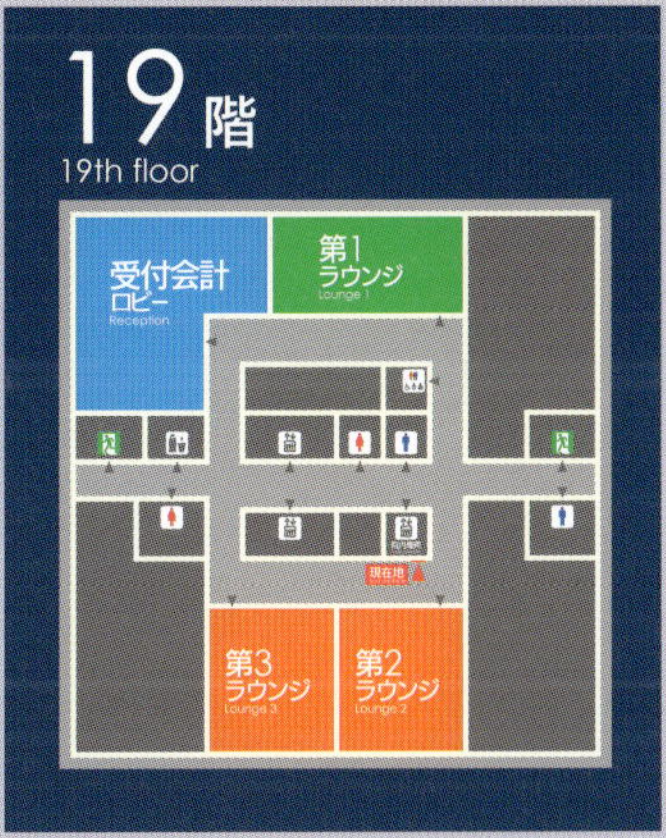

１回目調査におけるマップの候補案と採用案。「患者さんが一人で行かない部分の情報」が、一番少ないものが見やすいと支持されました。

◀採用案

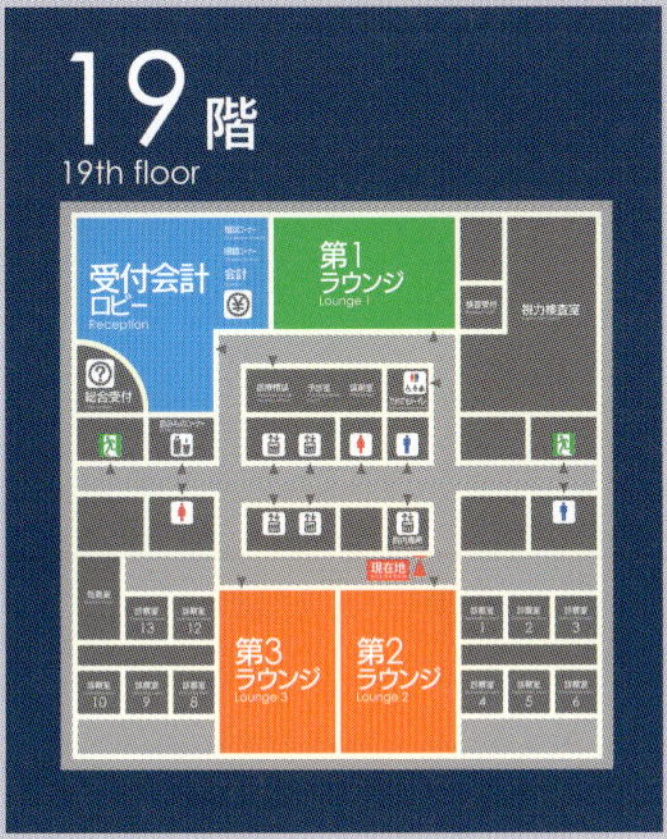

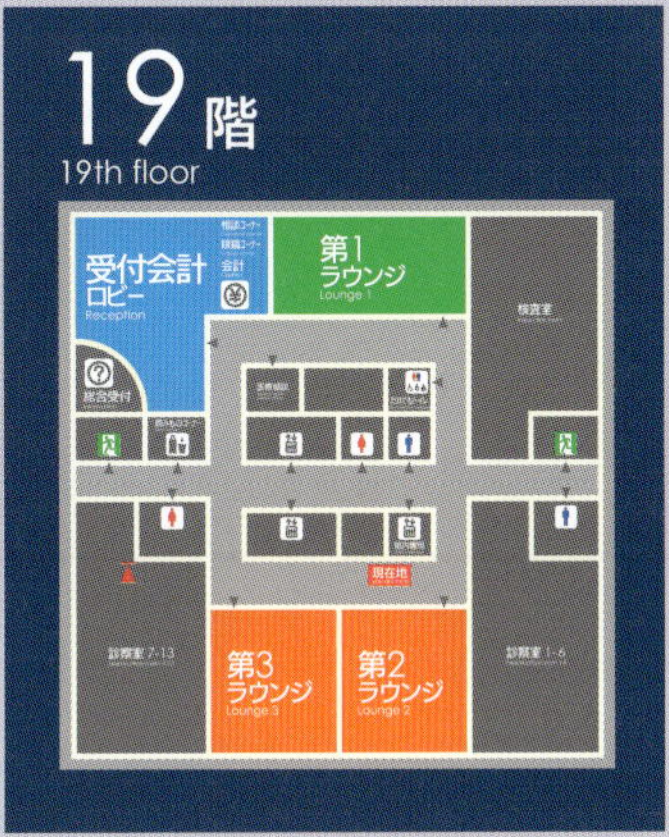

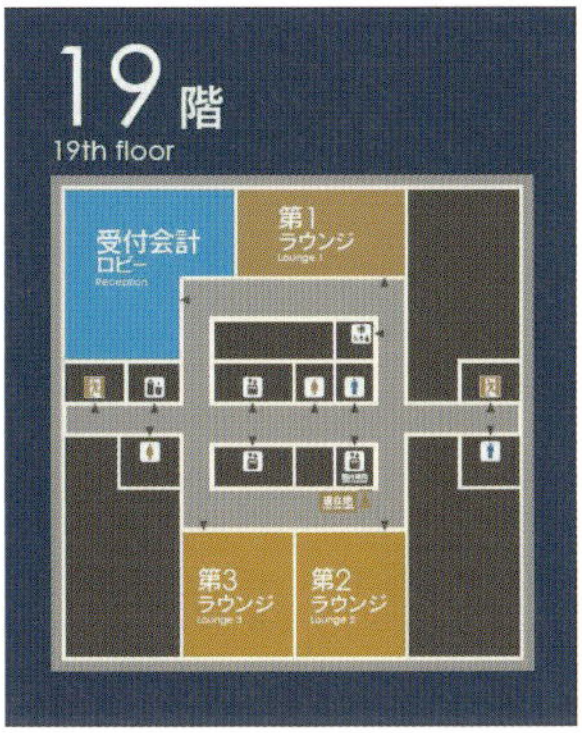

●採用案を色弱者（D 型）が見ると…

オレンジとグリーン部分がほぼ同色に見えます。

いがちですが、見えにくい方の中には視野の狭い方もいます。マップは近づいて見るものなので、視野の狭い方でも全体が視野に入りやすい大きさのマップの方が見やすかったのです。

さらに自分で探す必要のある受付、待合（ラウンジ）、トイレ、非常口など最小限の場所だけが書かれたものが一番わかりやすいという結果が出て、開院時には前ページ上段のマップを採用しました。情報量が多すぎると、自分の行き先が探しにくいのです。

この院内マップは開院の時から、色覚が異なり、色の判別が難しい方でも文字で情報が得られるようにデザインしました。でも、そういった方でも判断できる色でデザインする方がもっといいですよね。

開院2年後に、その当時発売された色弱模擬フィルタで院内の色彩をチェックした際、マップのオレンジとグリーンの区別がつきにくいとわかり、カラー改善のための検証を行うことにしました。

第1回検証では、オレンジとグリーンの色を変更、さらに色の名前を文字で入れた3つの案を作成、フィルタをつけた一般色覚者30名と、色弱者4名を対象に、見やすさを5段階評価で調査しました。

結果、変更案Aが最も点数が高く、見分けがつきにくい人も少なかったので、さらにグレー部分の改良案を2つ作り、今度は一般色覚者88名と色弱者2名を対象に、第2回検証を行いました。

今度は、変更案Dについての支持が高く、実際に色覚に困難を抱える方もDを選びました。

こうして、現在は変更案Dにあたるマップが院内に置かれています。これからも、他の問題点が指摘されれば、それに対する改善を考えていきます。

多様な人が同時に使いやすくなる工夫のためには「努力したからこれでおしまい」と思ってはいけません。必要な改善を行うことで、ユニバーサルデザインの精度を高めていきましょう。

〔第 1 回検証〕

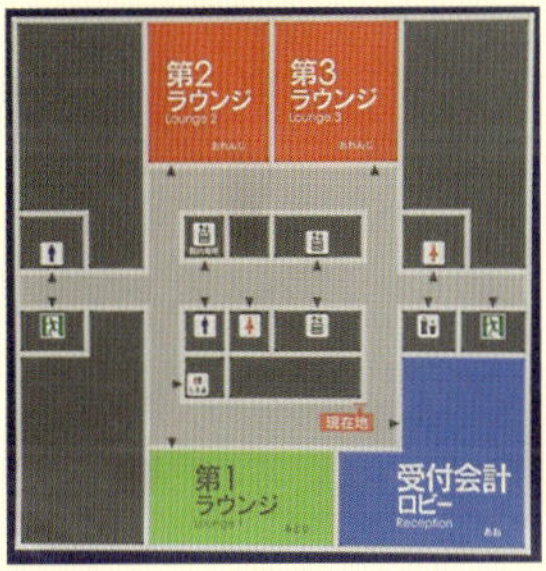

Ⓐ オレンジとグリーンを変更。

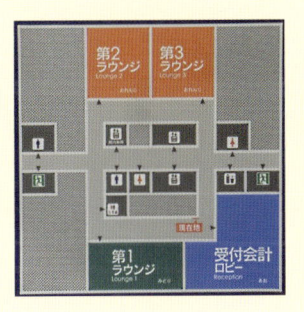

B グリーンを変更。グリーンと同色に見えるグレーを柄入りに。

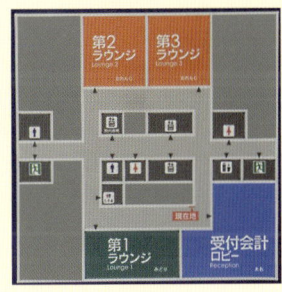

C グリーンを変更。グリーンと同色に見えるグレーの濃さを変更。

第 1 回検証の結果

	見分けがつく (+2)	まあ見分けがつく (+1)	不明(0)	見分けつきにくい (-1)	見分けつかない (-2)	合計
開院時	6	8	2	10	8	-6
変更案 A	21	8	0	4	1	44
変更案 B	14	12	0	8	0	32
変更案 C	11	16	1	6	0	32

〔第 2 回検証〕

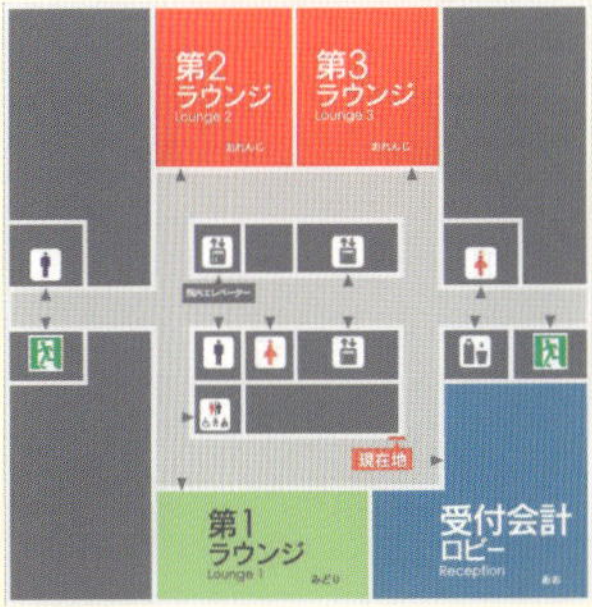

Ⓓ

採用案

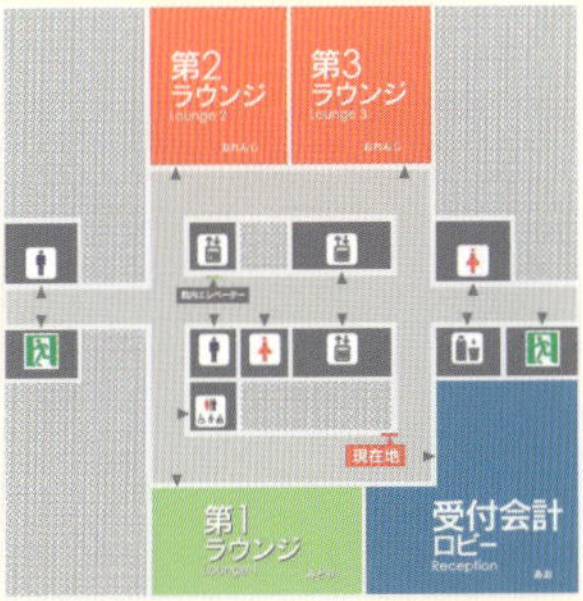

E グリーンエリアの文字を白に。専門領域エリアを柄入りに。

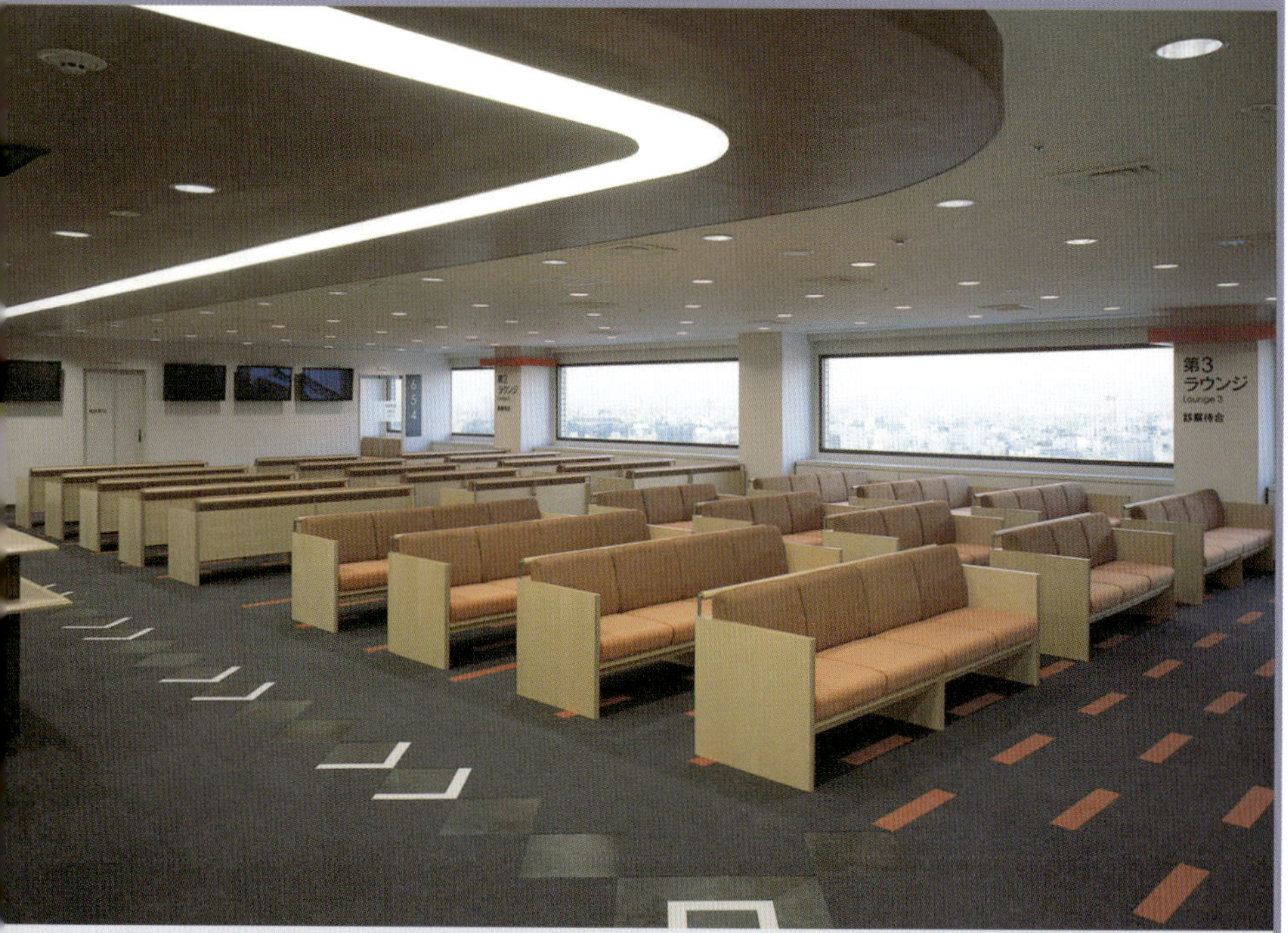

photo : Forward Stroke

第3ラウンジ

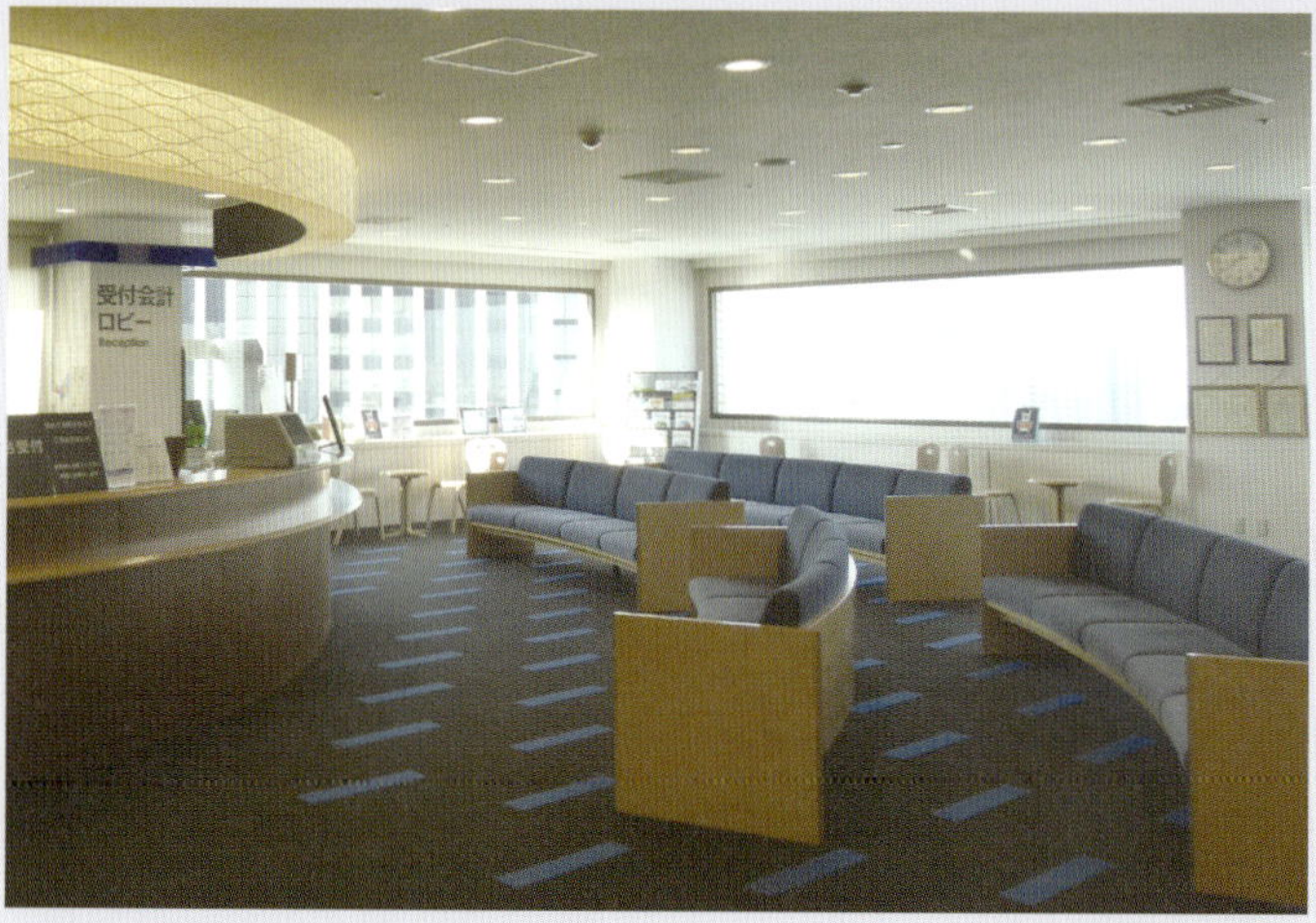

受付・会計

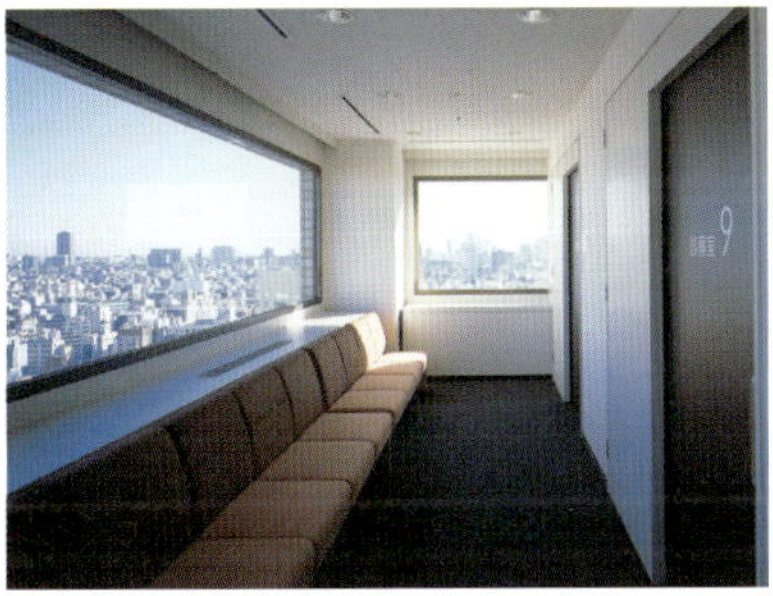

中待合も窓際に配置され、
19・20 階からの素晴らしい眺望が楽しめます。
photo : Forward Stroke

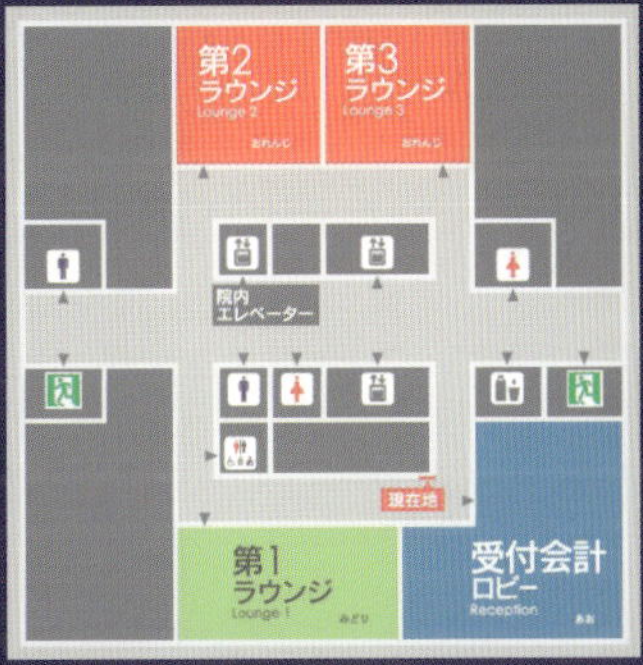

マップと対応した各待合のカラー。
ランプ・チェア・床の模様で、空間
カラーを統一しています。

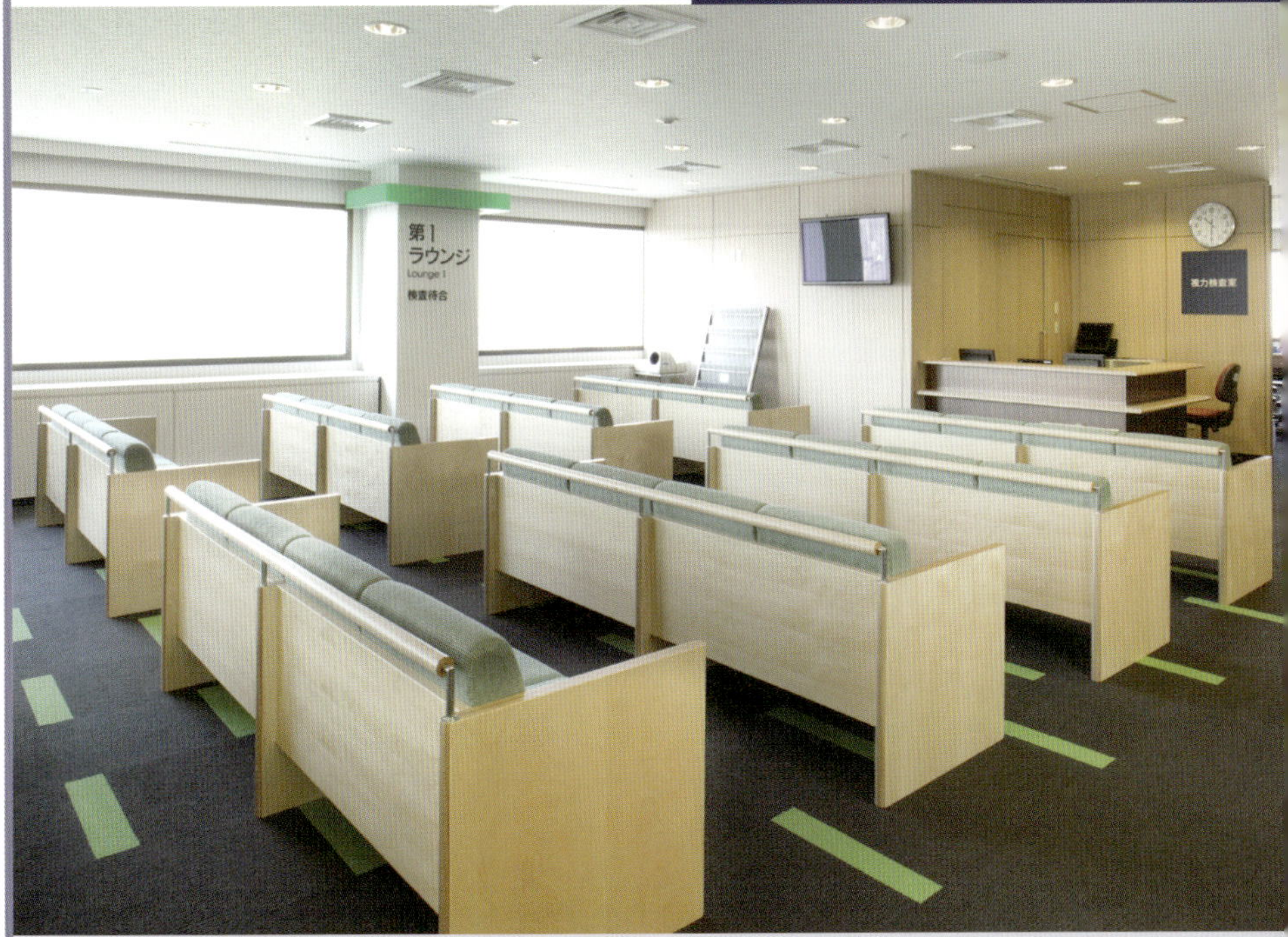

第1ラウンジ

わかりやすさと感覚のデザイン

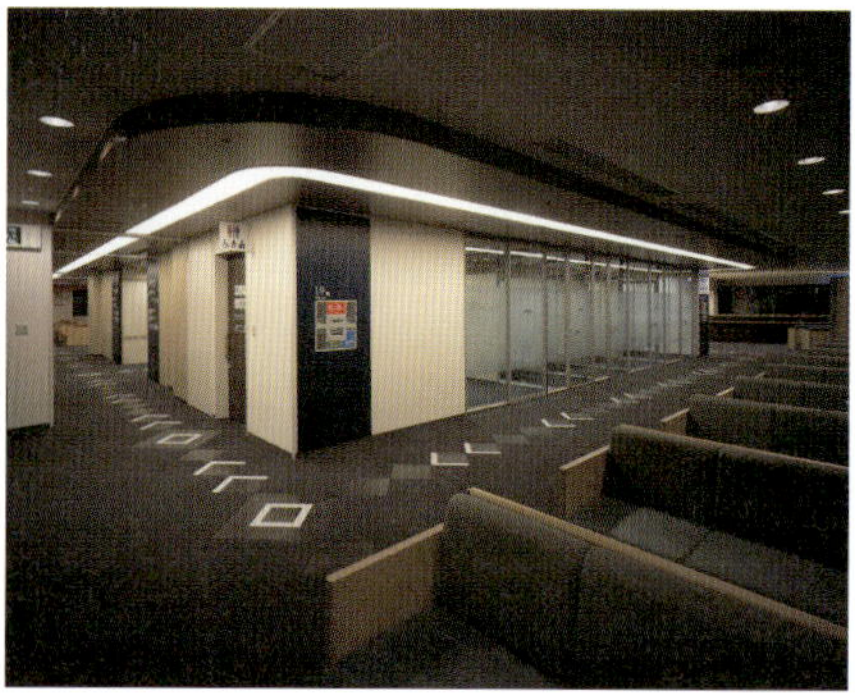

上部のライトで照らされた動線から、待合までさえぎるものがないひと続きの空間。

photo : Forward Stroke

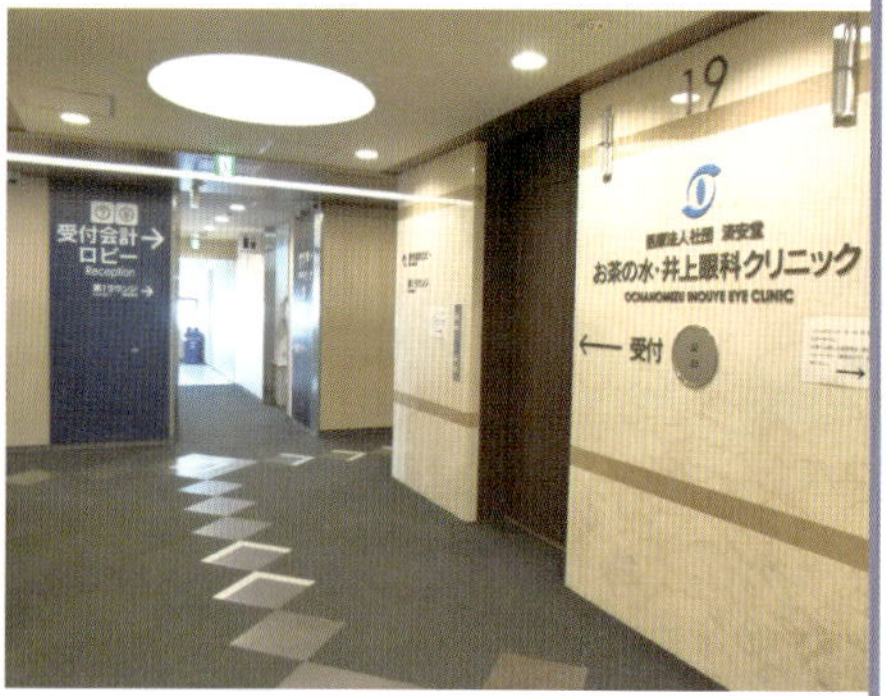

明るい雰囲気のエレベーターホール。
動線を示す矢印と受付への表示が大きく見えます。

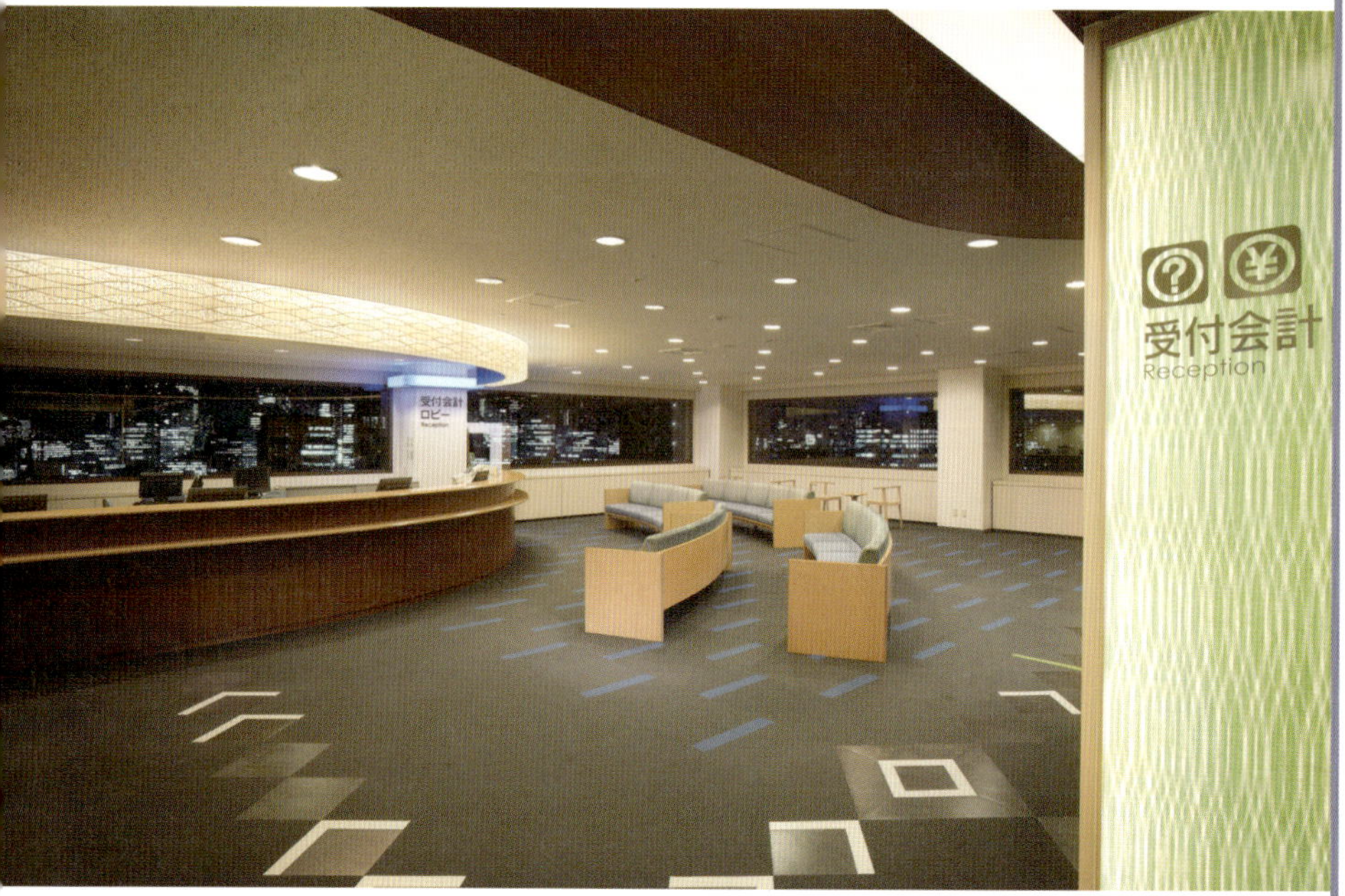

photo : Forward Stroke

エレベーターホールから矢印と特徴のある若草色の照明を頼りに、大きな光の弧を描く受付までナビゲートされます。

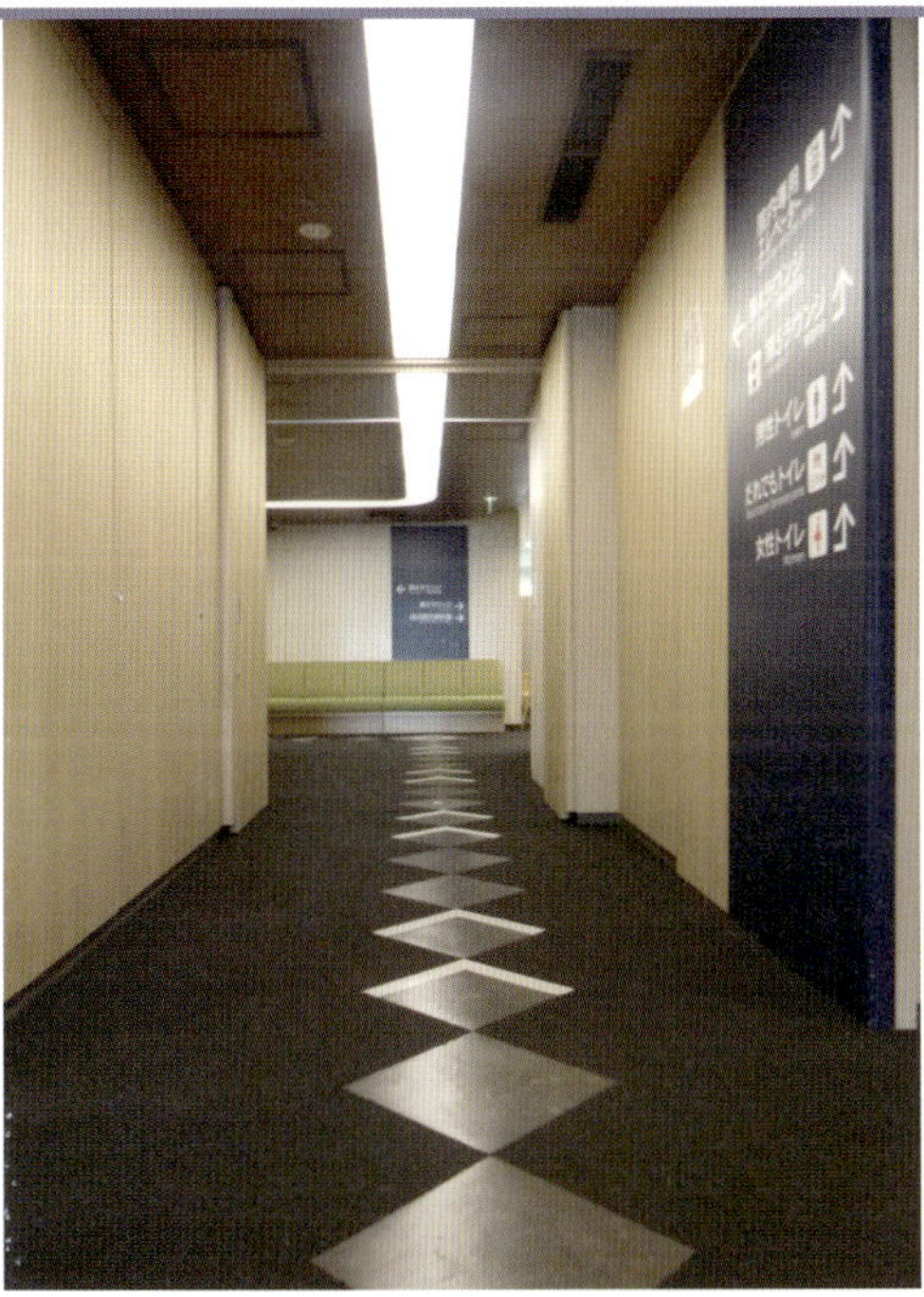

上／上のライトが黒いタイルに反射し、動線を指し示します。周囲のカーペットと感触を変えて「通路」を伝える、五感に訴えるUD。

下／クリニックには小児眼科外来もあります。UDに配慮しながら、いるだけで楽しい空間表現。

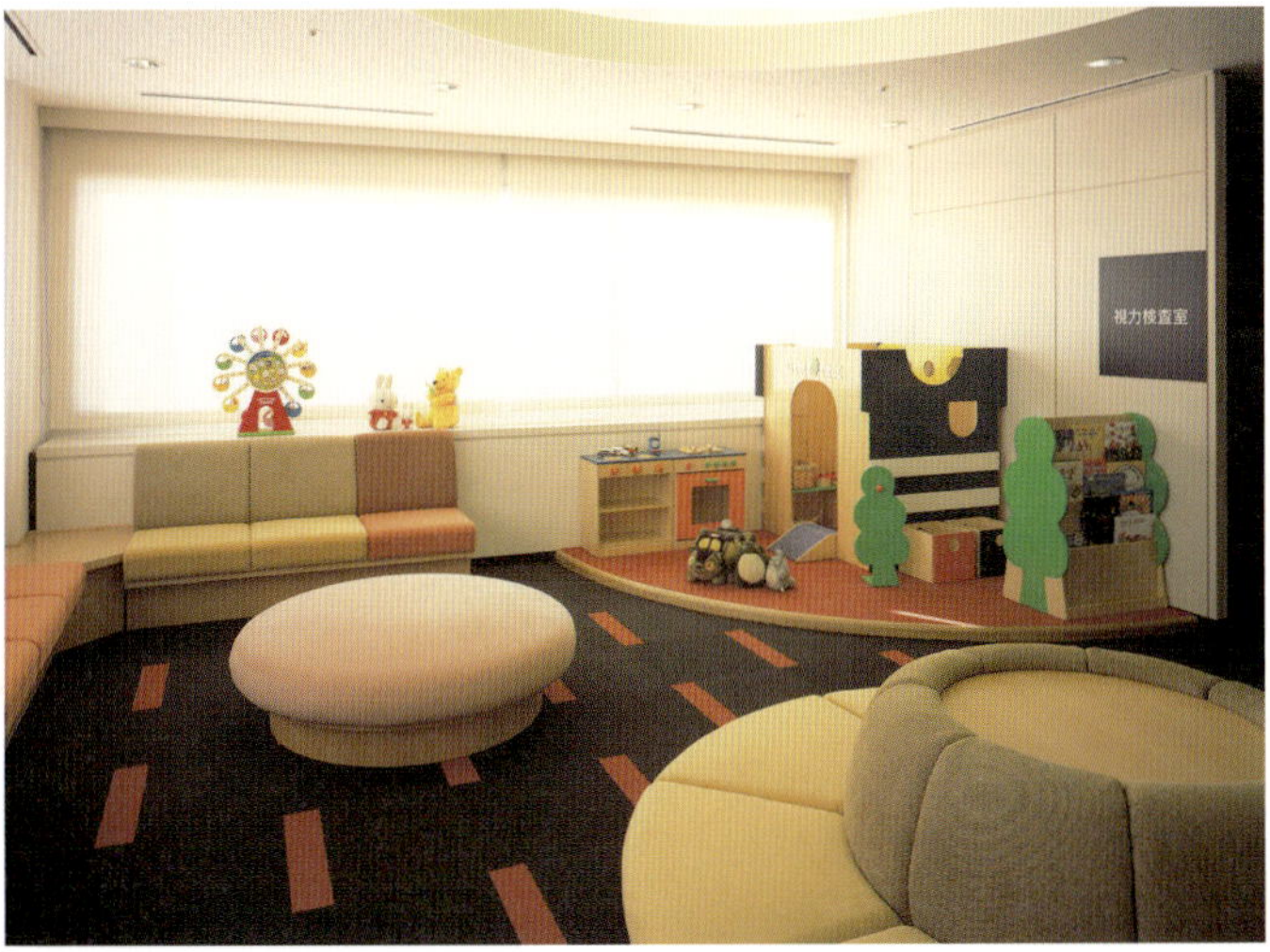

photo : Forward Stroke

院内エレベーターの目印の調査

開院後もスパイラルアップを！
クレームはデザイン改善のヒント

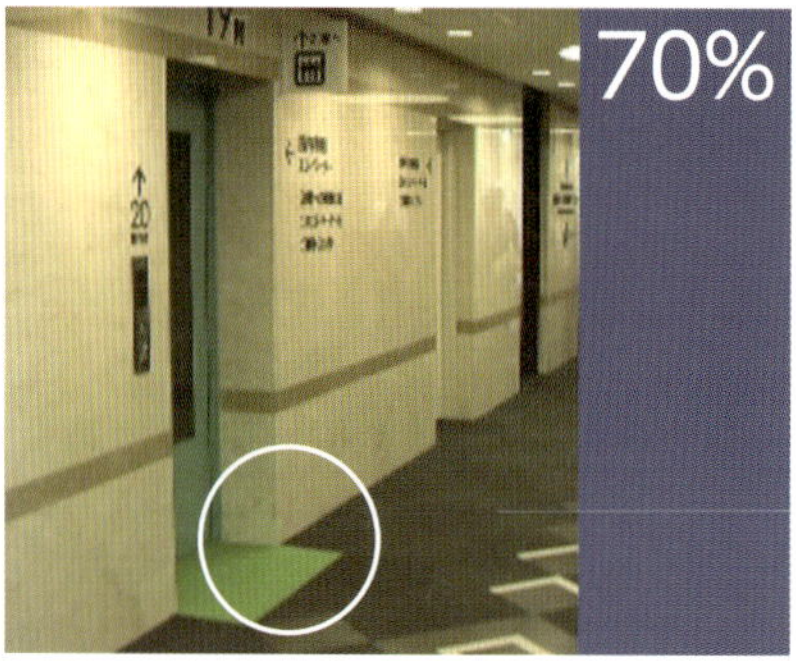

院内専用エレベーターの扉と同系の緑色カーペットを突き出して設置。これだけでも、70%以上の人が視認できるようになり、効果が出ています。

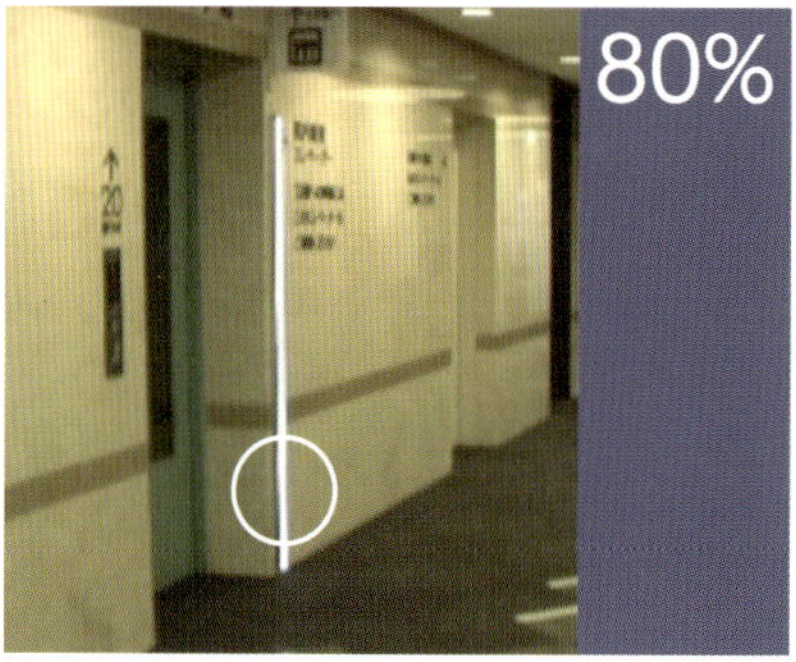

壁の LED 電飾で光による誘導を試みました。これも 8 割近くの人が院内エレベーターに気づきました。

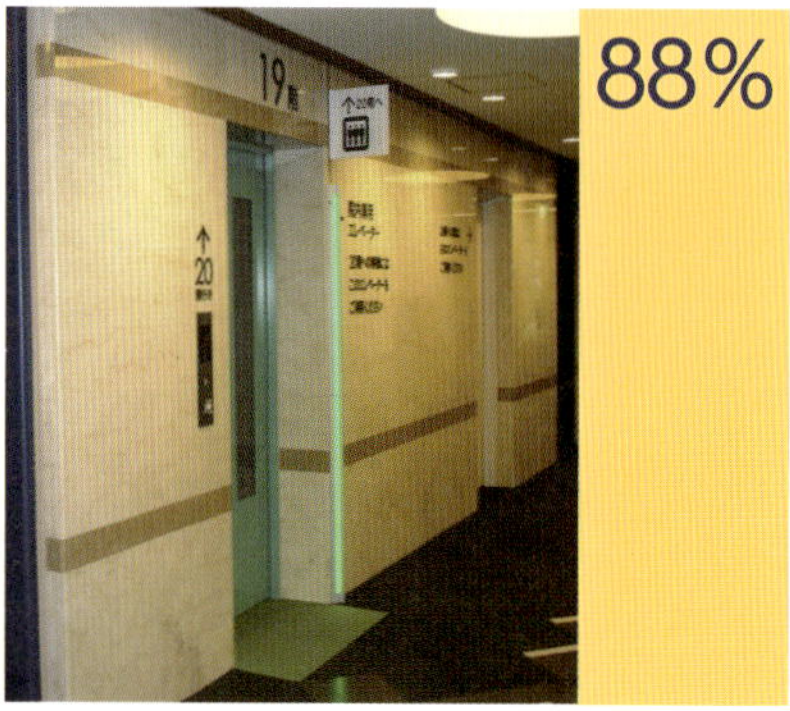

2 つの工夫を合わせ、さらに電飾も下のカーペットと同じグリーンに変更してより目立つように。この結果、88%の人が院内エレベーターを認知できるようになりました。

ポイント

- 壁ライトと部分カーペットの縦横Wサインで認知性アップ
- クレームにUDのヒントがある

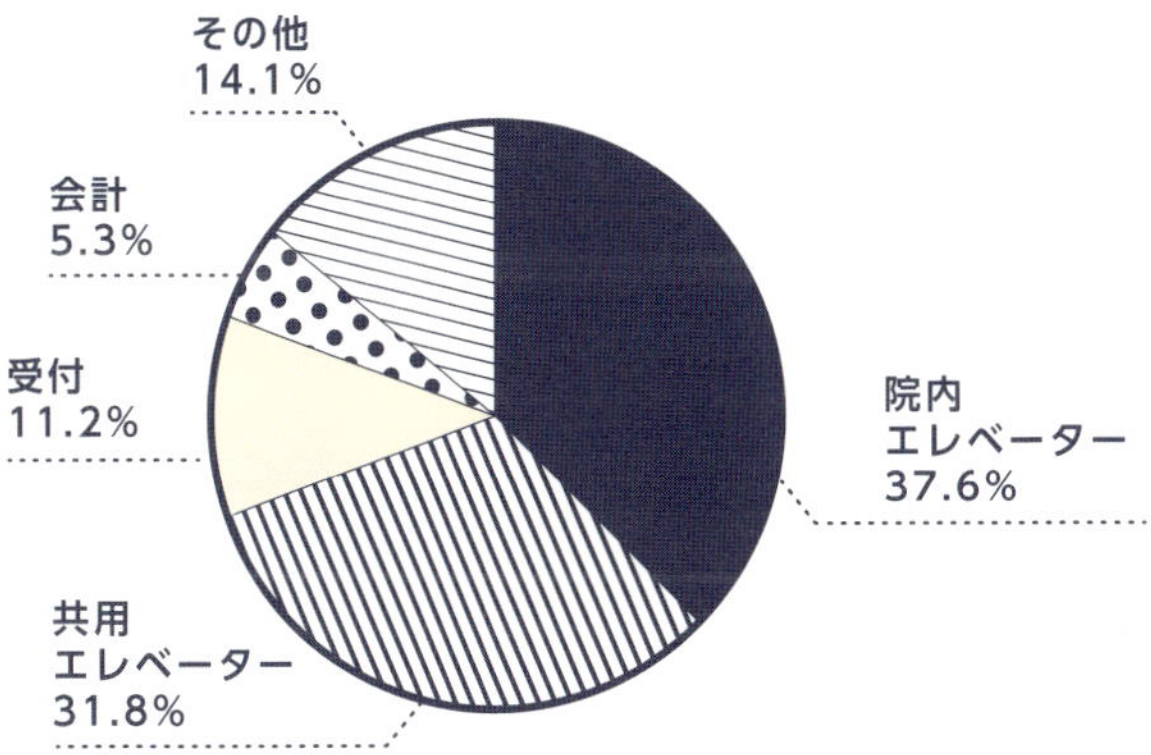

エレベーターホール付近で迷っていた170名の患者さんに「何を探しているのですか？」と調査。すると、多くの人が適切なエレベーターがどれかで迷っていました。
日を変えて、院内にいる方140名を無作為抽出し、院内専用エレベーターがあることを知っているかどうかを調査。約55%の方が「知らない」と答えました。

院内では、受付・会計は19階、専門的検査・診察は20階で行います。そのため、共用エレベーターとは別に、階の移動に使う19・20階専用の院内エレベーターが1基あります。

しかし開院後、「20階への行き方がわからない」とのクレームが寄せられました。上のように調査してみると、「院内エレベーターの認知度が低い」ことが原因でした。

そこで、右のような2つの目印を組み合わせて設置しました。その結果、院内エレベーターに気づく人は約9割に上りました。

クレームは「使えるUD」のヒントです。

調査マインドは研究会へ発展・継続

時代や環境によって変わるニーズ
調査を続ける努力が街づくりへと広がる

ポイント

- 調査で確認し改善する継続性が大切
- 変化に対応する覚悟をもつ
- 施設から街に影響を広げる
- 利用者を知ることは経営にも役立つ
- 多職種の協働で生まれるアイデア

今までご紹介したように、お茶の水・井上眼科クリニック開院時に行った調査の結果をそのまま生かして私たちは誘導サインや院内マップ、サインの書体などを決定していきました。

この経験を通して、クリニックのスタッフも、私たち設計やインテリアを担当する者も、本当のことは「患者さんに聞いてみないとわからない」こと、調査結果を生かすことの大切さを実感しました。

また、院内の職員自身が「アンケートを行う」「行

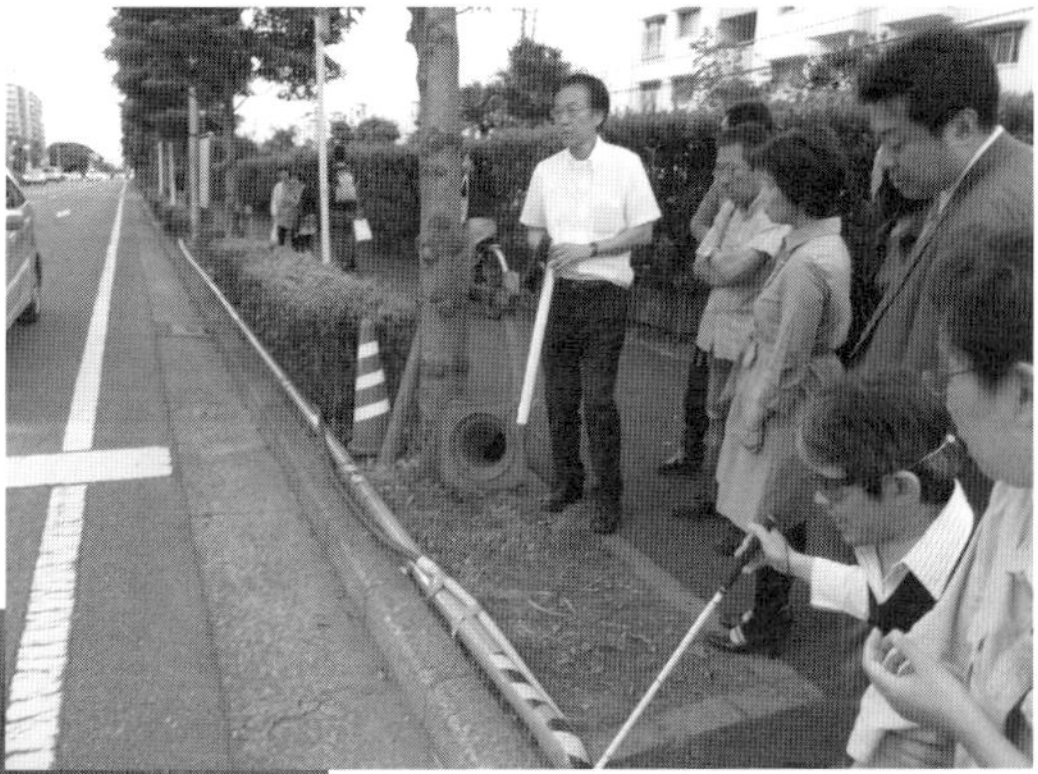

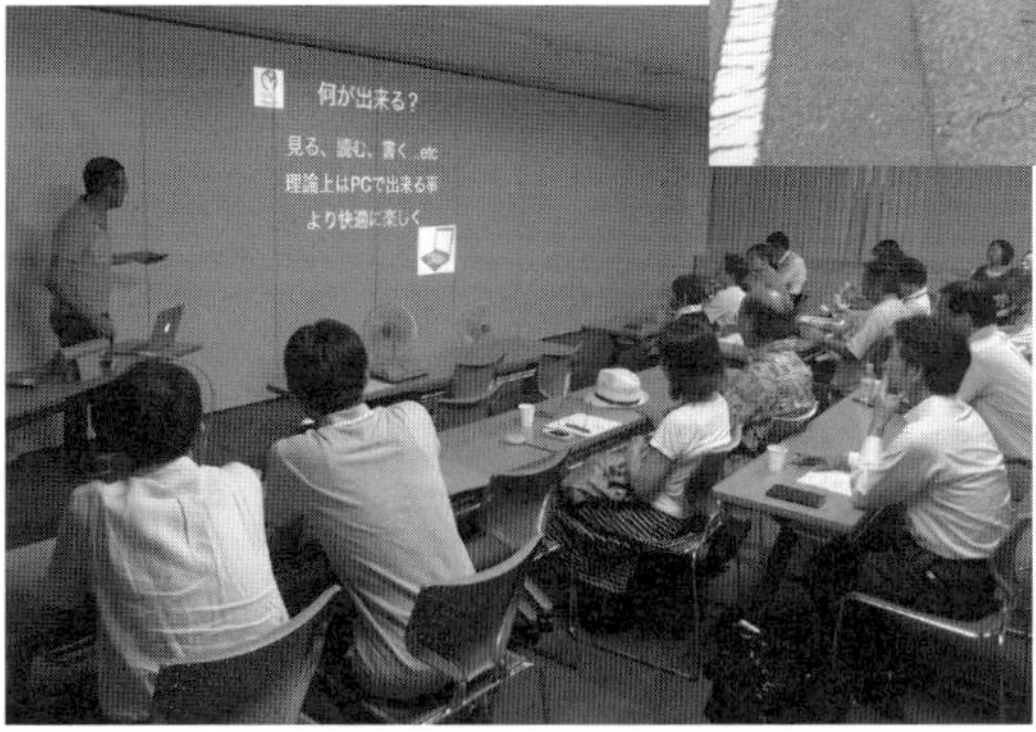
何が出来る？
見る、読む、書く…etc
理論上はPCで出来る事
より快適に楽しく

講師を招いて座学をしたり、街のデザインを検証するなど、UDへの理解を深め、実践・改善へつなげます。

お茶の水UD研究会
http://ochanomizu.kukan-ud.org/

動のチェックポイントを決めて動きを測定し、数値化する」といった調査法を使いこなすことにも慣れて自信がもてるようになりました。

この成果として、ほどなく、院内に環境改善委員会ができ、半年に1度、患者満足度調査にも取り組むことになりました。その後も、診察の印象、スタッフの応対、室内の明るさや照明、待合のイス、トイレや案内サイン、再来受付機や自動会計機の使い勝手などについてのアンケートも行いました。

利用者のニーズを捉えようという取り組みは、施設の中だけにとどまらず、御茶ノ水駅周辺のアクセス調査の実施にもつながりました。そして院内の取り組みを、街づくりに生かしていこうという『お茶の水UD研究会』が立ち上がったのです。

現在、毎月定例研究会を開催し、地域社会にUDの概念や方法を広げながら、さまざまな分野のUDについて相互に学び合う活動を続けています。

公平な情報アクセスを可能にするIT

夜はゆっくり読書やニュースを楽しみたいですね。新聞や本を読む時、拡大読書器やルーペは今でも十分便利な道具です。大きな活字の大活字本も最近は種類が増え、選択の幅がぐっと広がりました。

スマートフォンなどを固定して拡大読書器代わりにできる専用台も売られています。自分が読みたいものをそれで読み取り、音声化すれば便利！　アプリでも、拡大や縮小、色の反転、フォントを細めに変換し見やすくするなど、さまざまな加工で「見える化」を進めています。

これらの機器は持ち歩きもできますから、例えば外出先の「見たいけれど見えにくい場所」は、まず写真を撮影して、

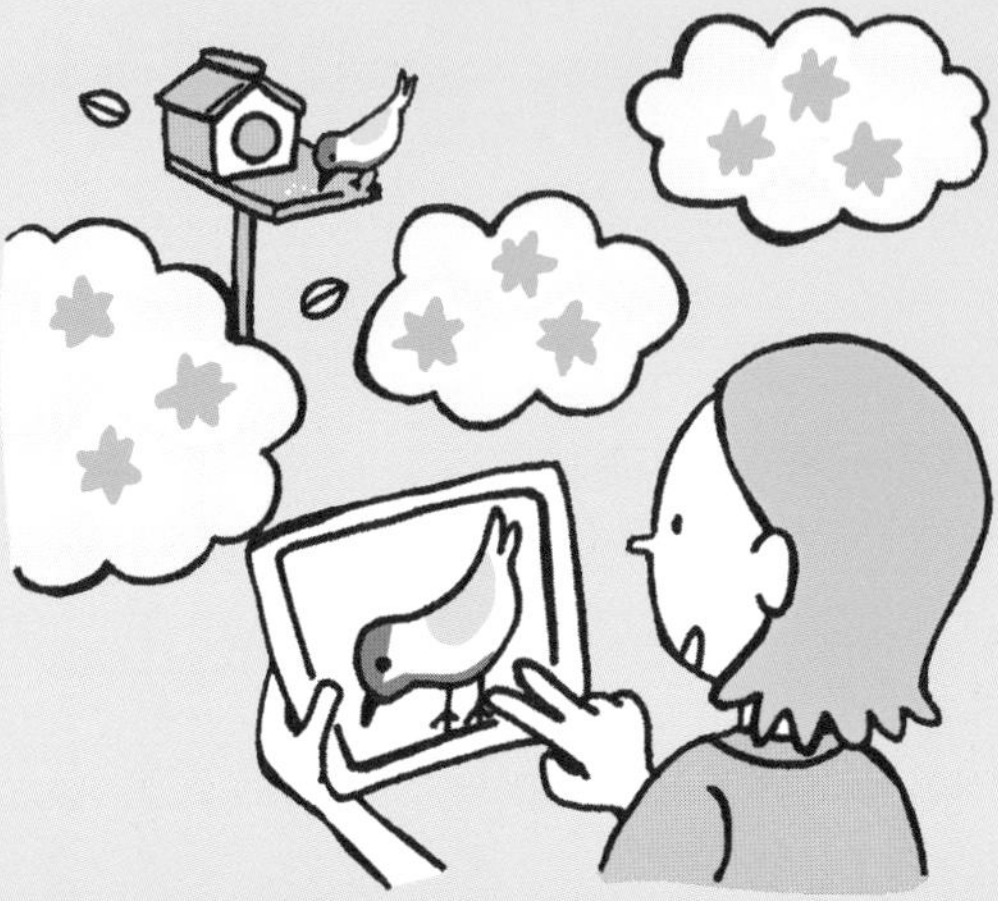

手先の画面上で拡大して確認するといったウラ技も。スマートフォンやタブレットの音声入力も優れた機能です。文字を入力したり、メールを送ったりが簡単です。障がいを持つ人も持たない人も一緒に使える、スマートな共用品であることがＩＴ機器の大きな魅力ですね。

さて、このようにロービジョンの方の1日が更けました。だれもが快適に、ステキに過ごしたいですよね。そしていつまでもそこで楽しく暮らしたい。だからこそ、みんなが公平に受け入れられている実感をもてるマインドと、使っていて嬉しくなるスマートさを供えた空間・モノ・しくみが大切ではないでしょうか。それらはきっとあなたの過ごす時代を、どんどん豊かで快適に変えることでしょう。

著者のことば

生活空間全体をUDに!

インテリアデザイナー　桑波田謙（第3章担当）

お茶の水・井上眼科クリニックのデザインは、目の見えづらい患者さんの院内における様々な課題をデザインで解決していこうという、私自身経験したことのない積極的な取り組みでした。井上院長をはじめプロジェクトのメンバーと毎週深夜まで議論しながら潜在的課題を導き出し、デザインの可能性を模索して検証を繰り返すという地道な取り組みから、このクリニックのデザインが生み出されました。

井上眼科病院のUDは、現在、さまざまな公共施設に生かされてきています。私がデザインに関わった千代田区役所本庁舎では、UDを導入するという区の方針から、プロジェクトメンバーがお茶の水・井上眼科クリニックを見学し、サインの考え方や床のデザイン、待合ソファ等、UDとして使いやすさが検証されたデザインが積極的に採用されました。大田区役所本庁舎のサイン改修では、井上眼科病院のサイン基準が参考にされ、トイレの女性ピクトグラムも採用されました。竣工後に利用者調査を行い、スパイラルアップは4年経過

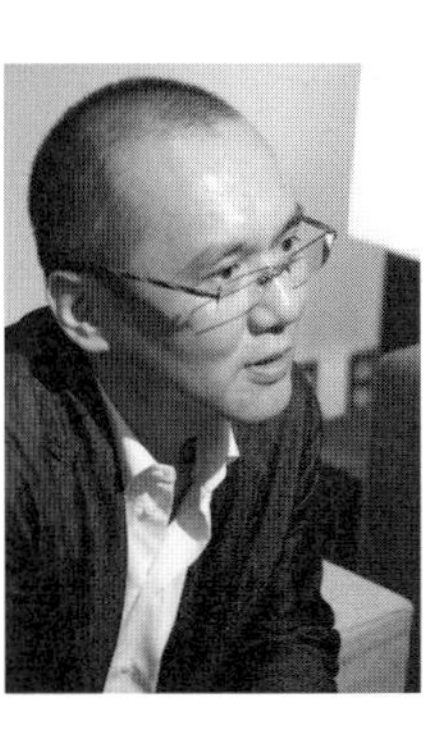

東京造形大学卒。株式会社内田洋行に入社し、15年間にわたりインテリアデザイン、プロダクトデザインに従事。
2007年、株式会社クワハタデザインオフィスを設立。医療・福祉・公共施設を中心に、UDによる環境づくりを行っている。視覚障害者の屋内誘導技術で特許を取得するなど、研究開発にも積極的に取り組んでいる。

後の今なお続いています。井上眼科病院のＵＤが、公共施設のデザインを高めるきっかけとなったのです。

私は、インテリアデザイナーとして私がデザインする空間では、障がいのあるなしに関わらず全ての人が、1つの場所を同じように共有して、生き生きとした活動を行ってほしいと考えています。

また、施設空間がいくらＵＤになっても、その施設までたどり着けなければ意味がありません。お茶の水ＵＤ研究会はそのような理念で設立されました。私自身の仕事も施設のインテリアデザインだけでなく、街中のサイン計画などにデザイン業務が広がってきています。今後は、さらに住宅環境のＵＤにも取り組んでいきたいと思っています。

自宅、街、施設という人の生活空間全体がＵＤ化され、年齢や性別、障がいの有無に関わらず、みんなが生き生きと暮らせる環境をデザインしていきたいと考えています。

著者のことば

介護施設もUDで快適に

お茶の水・井上眼科クリニックのオープンは2006年、設計を行ったのは2005年です。当時からユニバーサルデザインという言葉は知られていましたが、施設で本格的に取り組まれた前例は少なく、デザインの検討は手探り状態でした。非常に時間はかかりましたが、井上賢治院長（当時）とプロジェクトチームの皆さんの熱い想いに応えようと必死だったことを思い出します。

通常、施設はオープン当初は美しい姿でも、運営していく中で迷う利用者を誘導する必要が出て、貼紙や看板が増え、数年後には見るも無惨な姿になっていることが多いものです。その点、このクリニックは今もオープン当時の姿のまま。手前味噌ですが、十分に検討・検証を重ね根拠あるデザインを行ったので、空間に必要な機能を予めもたせることに成功したのだと感じています。

私は井上眼科病院の設計を経験した後、独立して設計事務所を設立し介護施設の設計を行っていますが、介護施設の設計であってもUDはやはり基本に置くべき考え方だと実感しています。介護施設は介護が必要な方むけに特殊

建築家　間瀬樹省

（第4章担当）

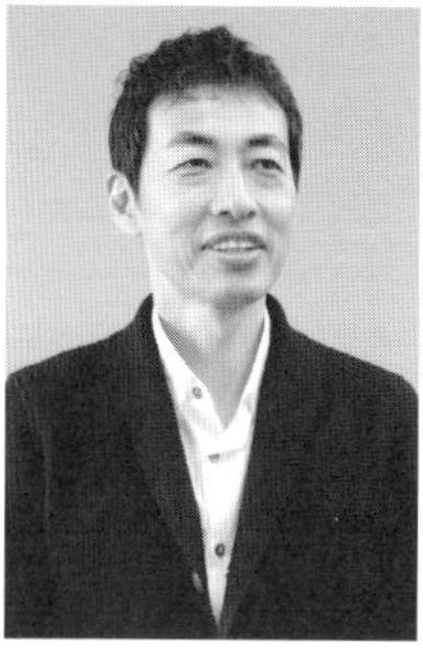

筑波大学芸術専門学群建築デザイン専攻卒。株式会社内田洋行、パワープレイス株式会社に入社し、介護施設のデザインやユニバーサルデザインを担当。
2010年、ケアスタディ株式会社一級建築士事務所を設立。快適で暮らしやすい介護施設の設計に取組む。日本の介護施設の環境向上を目指し、研究や学会発表等の活動も行っている。

な設計が必要であると思われがちですが、介護施設も「住居」です。住まいをUDでより使いやすくするという考え方でデザインすれば、住居としての自然さを残したまま介護が必要な方のニーズを満たすことができるのです。この発想で、介護が必要な方でも機械不要で入浴できる浴室、おむつに頼らず排泄できるトイレ、椅子に腰かけて美味しく食べられるダイニングなどを創り出してきました。今の介護施設は残念ながらできれば住みたくない場所だと思いますが、せめて介護が必要になったらそこで暮らしても良いと思える環境にしたいものです。

UDは一時的な流行に終らせてよい考え方ではありません。高齢化は今後ますます進みますし、2016年には障害者差別解消法※の施行も控えています。また、2020年の東京オリンピック・パラリンピックでは多数の多様なお客様を海外から迎えます。今こそUDが大切になる時期です。多くの方がUDを理解し、それが特別な取り組みでなくだれもが当たり前に自然な配慮を行うことのできる世の中になることを願っています。

※「障害を理由とする差別の解消の推進に関する法律」2013年6月26日公布 2016年4月1日施行

著者のことば

街に広がるUD

医療法人社団済安堂 理事長／井上眼科病院 院長　井上賢治
（第1・2章担当）

いかがでしたでしょうか。「患者さんに快適な空間で良質の医療を提供する」という考え方のもと、当院が行っている空間の工夫や、患者さまの声を調査するための手法など、さまざまな実践をご紹介してきました。

「見えづらさ」は、他の人にはわかりにくいもの。支援といっても「何をしたらいいかわからない」と感じている方も多いことでしょう。でも、「もし（未来の）自分だったら」と想像してみると、実は身の回りにさまざまな支援のヒントがあるのだと、本書を通しておわかりいただけたのではないでしょうか。

本書で紹介した新クリニックの開設から約8年が過ぎました。院内では現在も環境の最適化のために「患者満足度調査」などを継続し、よりよい空間を模索し続けています。クリニックの開設を機にスタートしたお茶の水UD研究会では、毎月1回、幅広い職域の参加者がUDというキーワードを介して出会い、情報交換し続け、それぞれが各分野へとヒントを持ち帰っています。さらに、お茶の水での経験を元に、東京江戸川区の西葛西・井上眼科病院でも防

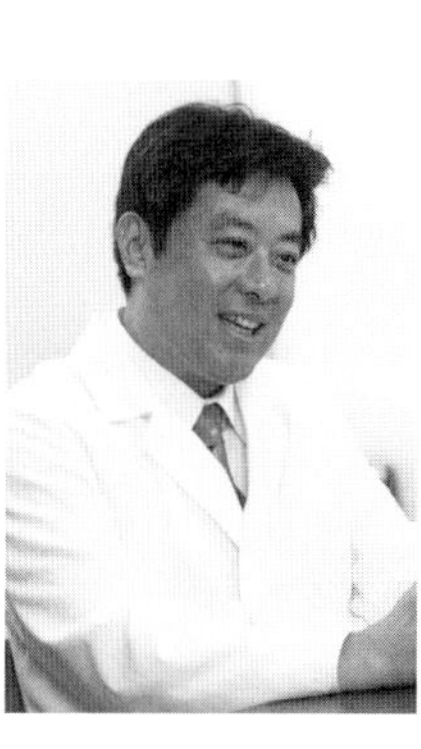

千葉大学医学部、東京大学医学部大学院卒。2002年より井上眼科病院勤務。眼科専門医。専門は緑内障。基本理念である「患者さま第一主義」を実現するため、お茶の水・井上眼科クリニック開設時に、より多くの人に使いやすい施設づくり（＝UD）の方法を導入。133年の歴史を有する日本有数の眼科専門病院のトップを務めるかたわら、ライフワークとしてUD普及に精力的に取り組む。2015年春、西葛西・井上眼科病院を新築予定。

災を切り口としたUDを目指して、新病院の建設が始まっています。

院内からスタートしたUDの小さな試み。それがみなさまとの共働を通して、こうしてどんどん社会の中に広がっている手応えがあります。2020年には、東京でオリンピック・パラリンピックが開催されます。東京は年代も国籍も障がいの有無も問わず受け入れられるダイナミックな国際都市となる使命を担いました。当院内にも英語表示を並記していますが、街、交通機関、公共施設、あらゆる場所が、外国人対応を含めたUDの視点で見直されていくことになるはずです。なんだかワクワクします。

最後になりますが、本書は、当院を訪れる多くの患者さん、共に働く井上眼科病院、お茶の水・井上眼科クリニックのスタッフ、そしてお茶の水UD研究会のみなさまとの貴重な関わりから紡ぎだされたものです。すべての関係者の方々に著者を代表し、心よりお礼申し上げます。また、制作を担当したLAMAPPA企画の編集者　月崎時央さん、西村舞由子さん、読みやすい本に仕上げてくれたグラフィックデザイナーの後藤圭介さん、イラストで誌面を親しみやすくしてくれたイラストレーターの長縄キヌエさん、発行に尽力してくださった中央法規出版の池田正孝さん、渡邉賢治さんに感謝いたします。

2014年　7月

井上眼科病院の実践から学ぶ
ユニバーサルデザイン

2014年9月1日　発行

著　者　井上賢治　桑波田謙　間瀬樹省
発行者　荘村明彦
発行所　中央法規出版株式会社
〒110-0016
東京都台東区台東3-29-1 中央法規ビル
営　業　TEL.03-3834-5817　FAX.03-3837-8037
書店窓口　TEL.03-3834-5815　FAX.03-3837-8035
編　集　TEL.03-3834-5812　FAX.03-3837-8032
URL　http://www.chuohoki.co.jp/

編集　(株)LA MAPPA 企画　月崎時央　西村舞由子
装丁・本文デザイン　OUTSIGHT GRAPHICS　後藤圭介
DTP　a&M STUDIO　成行求
本文・カバーイラスト　長縄キヌエ
写真協力　Forward Stroke　西村舞由子　月崎時央
印刷・製本　ルナテック

ISBN978-4-8058-5065-7